ANDREA ULMER

Überleben ist ein guter Anfang

Roman

List Taschenbuch

Besuchen Sie uns im Internet:
www.list-taschenbuch.de

MIX
Papier aus verantwortungsvollen Quellen
FSC® C083411

Originalausgabe im List Taschenbuch
List ist ein Verlag der Ullstein Buchverlage GmbH, Berlin.
1. Auflage Februar 2017

Umschlaggestaltung: zero-media.net, München
Titelabbildung: © Arcangel/Tea Jagodic (Frau in lila Kreis);
© Arcangel/Valentino Sani (Frau in gelbem Kreis);
© plainpicture/Gallery Stock/Simon Stock (Hügel in gelbem Kreis)
Satz: Pinkuin Satz und Datentechnik, Berlin
Gesetzt aus der Fairfield und der Futura
Druck und Bindearbeiten: CPI books GmbH, Leck
Printed in Germany
ISBN 978-3-548-61308-6

Für meine Mutter

Daheim

Selbsthilfe war Anja Möllers Meinung nach etwas, was man allein machte. Daher der Name. Eine Selbsthilfe*gruppe* war in ihren Augen genau so ein Widerspruch wie eine Eremiten-WG.

Nun stand sie trotzdem auf dem Vorplatz des Gemeindehauses von Unteröffelsheim und hielt diesen blöden Flyer in der Hand, den Robert im Krankenhaus gefunden hatte, während sie damit beschäftigt gewesen war, sich Gift durch die Adern jagen zu lassen. Tja ... das hatte sie dem *Blick* zu verdanken. Mit dem *Blick* sah ihr Mann Robert sie an, seit sie die Diagnose erhalten hatte. Brustkrebs, Metastasen in den Knochen, unheilbar. Der Blick sagte: »Bist du dir sicher, dass du diese Einkaufstasche tragen solltest?« Er sagte: »Kannst du noch?«, wenn sie mehr als zehn Schritte ging. Und wenn er versuchte, ihr den Haushalt abzunehmen, und dabei den roten Pullover mit seinen Unterhosen in die Kochwäsche gab, hatte Robert etwas von einem getretenen Welpen.

Anja atmete tief durch. Es war sein Problem, dass er nun rosa Unterhosen tragen musste. Sie starrte auf den Flyer. »Gemeinsam stark gegen Krebs«, stand auf der ersten Seite. Als wäre Krebs ein schlechter Politiker, den man wegdemonstrieren konnte. Darunter war ein Kreis aus stilisierten Menschen abgebildet, die ein bisschen zu sehr wie die Piktogramme an öffentlichen Toiletten aussahen und einander an den Händen hielten. Auf der Rückseite war zu allem Überfluss auch noch eine gezeichnete Sonnenblume. Anja hielt Sonnenblumen für überbewertet. Sie sahen meistens viel zu schnell schrecklich zerrupft aus.

Aber die Adresse über der Sonnenblume schien richtig zu sein. »Raum E3« hieß es außerdem auf dem Flyer. Noch einmal atmete Anja tief durch. Dann öffnete sie die verkratzte Metalltür des Gemeindehauses und machte sich auf die Suche nach Raum E3. Natürlich waren die Räume nicht beschildert. Aber durch eine angelehnte Tür drang Gelächter. Vielleicht konnte ihr dort jemand sagen, wo Raum E3 war. Anja ging näher und klopfte an den Türrahmen.

»Immer hereinspaziert!«, hörte sie die Stimme einer älteren Frau.

Anja drückte die Tür auf. Mehrere weiße Tische waren aneinandergeschoben worden. Darum saßen Frauen unterschiedlichen Alters. Eine spindeldürre Frau mit schneeweißem Haar lächelte sie breit an, bevor sie sich einen Schokoladenkeks von einem Teller in der Mitte nahm. Eine Dame ungefähr Mitte vierzig mit einer spitzen Nase schenkte den anderen gerade Kaffee ein. Was auch immer das für eine Veranstaltung war, diese Leute hatten ganz sicher mehr Spaß, als Anja gleich haben würde.

»Ich suche Raum E3.«

Die Frau stellte die Kaffeekanne ab. »Da sind Sie hier richtig.«

Anja verglich die Uhrzeit auf dem Flyer mit ihrer Armbanduhr. Sie war doch nicht etwa am falschen Tag gekommen? Oder die Treffen der Selbsthilfegruppe fanden gar nicht mehr statt. Dann hätte sie es zumindest versucht, Robert wäre glücklich, und sie musste sich nicht weiter damit herumschlagen.

Die alte Frau zeigte wieder ihr breites Lächeln. »Schau mal, Marion. Sie hat deinen Flyer gefunden!«

So viel zu der Hoffnung, dass es die Gruppe nicht mehr gab ... Aber dieses Kaffeekränzchen konnte doch unmöglich die Brustkrebs-Selbsthilfegruppe sein? Wo war der Stuhlkreis? Wo waren die ernsten Mienen, während man sich gegenseitig erzählte, wie schlecht es einem ging?

»Wird jo auch mol Zeit, dass die Dinger ebbes bringe«, meldete sich eine kräftig gebaute Frau mit einer geblümten Bluse und einem ebensolchen Kopftuch zu Wort. Sie sprach den breiten Dialekt der Region.

Das genaue Gegenteil von ihr – dürr und in einem teuer aussehenden Blazer – schniefte auf der anderen Seite des Tisches über seiner Kaffeetasse. »Na ja, ein neues Mitglied bei hundert Flyern ... Ich habe ja gleich gesagt, dass es rausgeworfenes Geld ist.«

»Bitte!«, rief die Frau, die offenbar Marion hieß. »Hört auf zu streiten! Was soll denn unser Neuankömmling von uns denken?«

Damit richtete sich alle Aufmerksamkeit wieder auf

Anja. Offensichtlich wollten sie erfahren, was sie dachte.

Sie war sich nicht sicher.

»Äh …«, sagte sie. »Also ist das die … äh … Selbsthilfegruppe?«

»Natürlich!« Die alte Frau lächelte noch immer. »Kommen Sie rein, nehmen Sie sich einen Keks!«

Die Kekse waren gut. Der Kaffee ebenfalls. Anja nippte an ihrer Tasse und sah sich unsicher um. Und nun? Sollte sie einfach anfangen zu erzählen, oder wie lief das hier?

Die weißhaarige Alte lächelte wieder und streckte ihr eine knochige Hand entgegen. »Ich bin Sieglinde.«

Vorsichtig ergriff Anja ihre Hand. Die knotigen Knöchel unter der papierdünnen Haut fühlten sich zerbrechlich an. Sie hatte Angst, sie kaputtzumachen, wenn sie zu fest schüttelte. »Anja Möller. Ich … ähm … ich habe Brustkrebs.« Das sagte man doch so in einer Selbsthilfegruppe, oder? *Hallo, ich bin Anja, und ich habe Krebs.*

Gleich würde die ganze Gruppe im Chor antworten: *Hallo, Anja.*

Sieglinde lächelte. »Wir auch.«

Marion räusperte sich. »Ich bin Marion Bergmann. Ich habe diese Gruppe ins Leben gerufen.«

»Das reibt se jedem gleich unter die Nase.« Die Frau in der geblümten Bluse lehnte sich über den Tisch, um Anja ebenfalls die Hand zu schütteln. Ihr Händedruck war fest, die Handfläche schwielig. »Margarete Gerhardt. Saan Se einfach Gret.« Dann fügte sie mit übertriebener

Betonung hinzu: »Verstehen Sie mich, wenn ich Platt schwätze?«

Als Robert nach der Uni in seinem Heimatdorf einen Job gefunden hatte und sie zusammen aufs Land gezogen waren, hatte sich Anja zuerst darüber gewundert, dass die Leute in dieser Gegend ihren Dialekt »Platt« nannten. Plattdeutsch, wie man es im Norden sprach, war das ja ganz eindeutig nicht. Aber inzwischen hatte sie sich sowohl an die Bezeichnung als auch daran gewöhnt, dass man hier »schwätzte« statt »redete« und Frauen nicht »sie«, sondern »es« waren.

»Mein Mann ist aus der Gegend«, erwiderte sie deshalb.

»Und Sie sind zu ihm gezogen, und jetzt sitzen Sie hier fest, hm?«, fragte die weißhaarige Sieglinde.

War Unteröffelsheim so schlimm, dass selbst die alten Leute überlegten, wie sie entkommen konnten? Solche Sprüche kannte Anja sonst nur von ihrer Tochter Carolin, die seit der Oberstufe schwor, nicht in so einem »Kaff« hängenzubleiben. Jetzt kam sie immer noch jedes Wochenende nach Hause, weil sie festgestellt hatte, dass man in der großen Stadt seine Wäsche selbst waschen musste.

Bevor Anja etwas erwidern konnte, nickte ihr die Dürre im Blazer zu. »Sabine Kleist.«

Den Nachnamen hatte Anja schon mal gehört. »Wie die Topffabrik in Amselbach?«

Sichtlich stolz reckte Sabine das Kinn vor. »Die gehört meinem Mann.«

Margarete grinste. »Es Sabinche is reich.«

»Na ja …« Sabine drehte ihre Kaffeetasse in den Händen, und Anja bemerkte ihre perfekt manikürten Fingernägel. »Wir können nicht klagen.«

Blümchenfrau Gret lachte. »So will ich auch mol net klage könne.«

Sabine schniefte wieder. »Ich wäre dir übrigens sehr dankbar, wenn du nicht jedem sofort meine finanzielle Situation auf die Nase binden würdest.«

Anja blickte zwischen den beiden hin und her wie bei einem Tennis-Match. Entstand hier gerade ein Streit, oder waren die immer so?

Marion räusperte sich. »Vielleicht könnt ihr das ja später unter euch klären?«

Sie klang wie eine Mutter, die mit ihren Kindern sprach. Es hätte Anja nicht überrascht, wenn sie die beiden als Nächstes aufgefordert hätte, einander die Hände zu reichen und sich zu vertragen.

Schnelle Schritte ertönten auf dem Flur, dann stürzte eine kleine Frau herein, etwas älter als Marion. Sie trug eine Brille mit dicken, runden Gläsern. »Tut mir leid«, sprudelte sie hervor. »Der Heinz ist mal wieder mit 'ner Flasche Bier in der Hand auf dem Sofa eingeschlafen, und der Teppich …« Dann entdeckte sie Anja und stockte.

Marion lächelte. »Schön, dass du es geschafft hast, Hertha. Das hier ist Anja Möller, unser neuestes Mitglied.«

Hertha schenkte Anja ein schüchternes Lächeln. Während sie sich setzte, klatschte Marion in die Hände. »Da wir nun vollzählig sind, können wir ja anfangen.« Vielleicht war sie nicht nur Mutter, sondern auch Lehrerin.

Und wie es aussah, war der Spaß für heute vorbei. Anja nahm sich schnell noch einen Schokoladenkeks, um etwas Positives zu haben, an dem sie sich festhalten konnte.

»Wie geht es euch?«

Da war sie, die große gefürchtete Frage.

»Kann net klage«, meldete sich Gret als Erste zu Wort. »Krieg grad endlich mol wieder ebbes aufm Hof geschafft. War jo echt schlimm den letzten Monat mit der Kotzerei.«

Marion nickte. »Wenn eine Heilungschance besteht, geben sie eine sehr hohe Dosis bei der Chemotherapie. Weißt du schon, ob nun alles weg ist?«

»Werde wir noch sehen.« Gret wirkte nervös. Mehrere der Frauen am Tisch lächelten ihr aufmunternd zu und drückten demonstrativ die Daumen.

Anja konnte nicht anders, als neidisch zu sein. Sie bekam die deutlich niedrigere »Mal schauen, wie viele Jahre wir noch rausschlagen können«-Dosis. Aber immerhin hatte sie deswegen noch keine Erfahrungen mit der Kotzerei gemacht. Wenn man eh starb, sollte man sich in der Zeit vorher zumindest nicht ständig dreckig fühlen. So hatte Dr. Steiner ihr das erklärt. Er hatte dabei allerdings Formulierungen wie »Lebensqualität« verwendet, die »im Mittelpunkt der Behandlung stehen« solle.

»Mir geht's ganz gut«, murmelte Hertha als Nächste. Sie lächelte Sieglinde kurz zu. »Deine Salbe hilft sehr gut gegen das Hand-Fuß-Syndrom.« Was auch immer das war.

»Ich habe eine neue Perücke«, warf Sabine ein. Sie schniefte. »Aber das hat natürlich niemand hier bemerkt.«

Anja schielte auf Sabines blonde, perfekt gestylte Kurzhaarfrisur. Das war eine Perücke?

»Sehr hübsch«, bemerkte Marion. »Wo ist die her?«

Verwirrt schaute Anja von einer zur anderen. Anderswo hätte man sich so über eine neue Handtasche unterhalten. Wo blieb das Hadern mit dem Schicksal? Die tiefen Abgründe, von denen man einander berichten sollte? Salben und Perücken waren so … alltäglich.

Sieglinde neben Anja grinste sie an. »Nicht das, was Sie erwartet haben, hm?«

Anja nickte. »Ich dachte, es wäre irgendwie … deprimierender.«

Die alte Frau winkte ab. »Wissen Sie, die rechnen Überlebensraten bei Brustkrebs inzwischen in Jahrzehnten.«

»Wege der moderne Medizin und so«, warf Gret ein. »Macht viel möglich.«

Sieglinde nickte. »Keine von uns wird morgen tot umfallen. Einige hier werden sogar ähnlich alt werden wie Leute ohne Krebs. Ich bin zum Beispiel über achtzig. Andere Leute in meinem Alter sitzen sabbernd in irgendeinem Rollstuhl.«

Nachdenklich zerwuschelte sich Anja die Frisur. Da war wohl etwas dran.

»Wir haben also«, fuhr Sieglinde fort, »wie jeder andere auch, eine unbestimmte Zeit zu leben, bevor wir das Zeitliche segnen. Und wir können entweder in Selbstmitleid zerfließen, weil wir nicht unsterblich sind. Oder wir verbringen die Zeit, die wir haben, mit was Erfreulichem.«

»Wie hübsche Perücken kaufen?«, fragte Anja zweifelnd.

Sabine nahm einen Schluck von ihrem Kaffee. »Jeder Trend kommt wieder. Bei Perücken ist es nur eine Frage der Zeit. Und dann bin ich vorbereitet.«

War das ein Scherz? Anja war sich nicht sicher.

»Und wir versuchen, einander konstruktiv zu helfen«, mischte sich Marion ein. »Manchmal veranstalten wir kleine Infoabende, aber wir können auch nicht ständig über medizinische Dinge sprechen.«

»Außerdem weiß hier jeder genau, wie man sich fühlt«, sagte Hertha leise. »Nur Sieglinde hat keine Angst, die ist was Besonderes.«

Marion tätschelte Hertha vorsichtig die Hand, während Sieglinde schnaubte. In den Augen der alten Frau lag allerdings immer noch ein leichtes Lächeln. Sie sah wirklich nicht aus wie jemand, der Angst hatte. Hing das mit dem Alter zusammen? Wenn man über achtzig war, erreichte man dann irgendwann den Punkt, an dem man sich dachte: »War schön, das Leben. Alles, was jetzt noch kommt, ist Bonus.«?

»Aber es nützt ja nichts«, fuhr Hertha fort. »Man macht halt irgendwie weiter. Die Familie versorgt sich nicht von selbst.«

»Und die Männer sind auch keine große Hilfe«, warf Sabine ein.

Anja dachte an rosafarbene Unterhosen.

»Also, mein Peter ...«, begann Marion.

Gret winkte ab. »Jetzt mach uns net wieder alle neidisch. Mein Harald hat zwar auch gut gekocht, während der Sach mit der Kotzerei. Aber der is zu faul sonst.«

Anja lehnte sich in ihrem Stuhl zurück, während das Gespräch um sie herum weiterplätscherte. Wie kam es, dass der Knoten in ihrem Magen sich plötzlich löste? Sie hatte doch auch vorher alles im Griff gehabt in Bezug auf den Krebs. Sie kam damit klar, oder nicht? Aber vielleicht war es ganz nett, wenn man mit anderen gemeinsam klarkam. Wenn man hin und wieder jemanden sah, der schon länger klarkam als man selbst und der immer noch atmete und lachte.

Es dauerte einen Moment, bis Anja merkte, dass alle sie ansahen. Oh nein, jetzt war sie dran. »Ich ... ähm ...« Sie stotterte schon wieder. So oft hatte sie nicht mehr gestottert, seit sie das erste Mal verliebt gewesen war. »Ich mache gerade meine erste Chemotherapie. Sie haben Metastasen gefunden ... in den Knochen. Das ist schlecht, habe ich gehört. Aber es geht.« Das sagte sie all den Verwandten und Freunden immer wieder, die seit der Diagnose und der OP viel öfter anriefen. Es geht. Dann waren sie beruhigt, und langsam wurden die Anrufe weniger. »Ich vertrag die Chemo bisher ganz gut. Ich fühl mich immer nur kurz danach ein bisschen schlapp.«

Rings um den Tisch nickte man ihr aufmunternd zu.

»Das ist doch schon mal etwas Positives«, sagte Marion. Anja war sich nun sicher, dass sie Pädagogin sein musste.

»Ich möchte auch bald wieder arbeiten«, fuhr Anja fort. Nun, da sie sich ein bisschen warmgeredet hatte, kamen die Worte langsam flüssiger. »Ich bin Schneiderin. Ich arbeite von zu Hause, ändere Kleidung und mache Bezüge für Sofakissen und solche Dinge. Ich habe für die Zeit während der Chemo keine Aufträge angenommen, aber ich kann doch nicht immer nur rumsitzen und versuchen … gesund zu werden.« Obwohl sie natürlich nie wieder gesund werden würde. Metastasen in den Knochen wurde man nicht mehr los. Anja schluckte.

»Vom Herumsitzen wird man ja auch nicht gesund«, sagte Sieglinde. »Höchstens verrückt.«

»Verriggt sin wir schon genug«, meldete sich Gret zu Wort.

Marion nickte. »Ich bin auch schnell wieder arbeiten gegangen. Es tut gut, wenn man was Sinnvolles zu tun hat.«

Das Argument musste Anja sich für Robert merken. Das musste er einsehen. Auch die anderen Frauen beschrieben, wie sie sich nach ihrer Diagnose schnell wieder eine Beschäftigung gesucht hatten. Gret betonte noch mehrmals, dass sie sonst »verriggt« geworden wäre.

Schließlich brachte Anja den Mut auf, eine weitere Frage zu stellen. »Also, läuft das hier immer so? Man isst Kekse, trinkt Kaffee und unterhält sich? Außer wenn es eine Informationsveranstaltung gibt?«

»Gut, dass Sie es sagen.« Marion kramte in einer großen Handtasche. »Wir unterhalten uns natürlich nicht nur. Ich habe heute zwei Filme zur Auswahl dabei, und Herr Jürgens hat uns hinten wieder den Beamer aufgebaut.«

Die Frauen jubelten.

Anja nahm sich noch einen Schokokeks. Der Knoten in ihrem Magen war restlos verschwunden.

»Und wie war's gestern?«, fragte Carolin beim Mittagessen am nächsten Tag mit vollem Mund. Sie war übers Wochenende vorbeigekommen, um zu helfen, wie sie behauptete. Das bedeutete immerhin, dass sie auf Anjas Bitte hin ohne Murren den Tisch gedeckt hatte. Wie lange das wohl anhalten würde?

Beim Tischdecken hatte sie außerdem ein paar von Roberts Büchern über das Marathonlaufen beiseitegeräumt, und auf eine Art, die Anja zum Schmunzeln gebracht hatte, hatte sie darüber geschimpft, warum ihr Vater sein Zeug nicht aufräumte. Vielleicht würde das ja einen Lerneffekt in Bezug auf die ganzen Klamotten bewirken, die in ihrem Zimmer auf dem Boden lagen. Aber wahrscheinlich nicht.

Anja lächelte, bevor sie die Frage beantwortete. »Wir haben einen Film geschaut.«

Robert runzelte die Stirn. »Einen Film über … die Krankheit?«

Jedes Mal, wenn ihr Mann das Wort »Krebs« vermied, fühlte sich Anja ein wenig in einen Harry-Potter-Roman versetzt. Sie wartete darauf, dass er irgendwann die Stimme senkte und »Du weißt schon was« flüsterte.

»Nein, ich glaube, er hieß ›Wirklich beste Freunde‹, oder so. Er war ziemlich lustig.«

Carolin schaufelte sich eine weitere Gabel Nudeln in den Mund, bevor sie wieder etwas sagte. Manchmal fragte sich Anja, warum sie eigentlich zwanzig Jahre lang erklärt hatte, dass man nicht mit vollem Mund sprach.

»Schön, dass du Spaß hattest.«

Nun wiederum war sie sich recht sicher, dass sie immerhin nicht alles falsch gemacht haben konnten bei Carolins Erziehung. Anja strahlte ihre Tochter an.

Robert nickte. »Ich schätze, Spaß ist wichtig.«

Anja seufzte. War jetzt wirklich alles, was sie tat, ein wichtiger Baustein im Kampf gegen den Krebs? Konnte sie nichts mehr einfach tun, weil sie es gerne tat? Sie stellte sich vor, wie dann wohl ihr nächster Termin bei Dr. Steiner aussehen würde.

»Ich habe diese Woche vier Teller Rohkost gegessen (Rohkost war auch wichtig, das hatte Robert im Internet gelesen. Deshalb stand ein Teller mit frischen Möhren neben dem Nudeltopf.), zwei lustige Filme gesehen und regelmäßig die Witze in der Zeitung gelesen.«

Dr. Steiner würde zufrieden nicken und sagen: »Ich denke, wir können die Dosis noch erhöhen. Versuchen Sie nächste Woche mal drei lustige Filme.«

Andererseits wäre das sicher besser als die Beutel voller Gift, das man Anja regelmäßig in die Adern pumpte.

Nach dem Essen bestanden Robert und Carolin darauf, den Tisch abzuräumen. Anja musste erst am Ende aufstehen und ihnen zeigen, wie man den Topf so in der Spülmaschine positionierte, dass der große Rohkostteller auch noch Platz fand. Immerhin etwas.

In der Nacht, als Carolin fort war, um alte Schulfreunde zu treffen, und Robert schon schnarchte, wälzte Anja sich unruhig im Bett. Ihre Nase war trocken, seit der Chemotherapie war sie ständig trocken und blutete oft. Aber das war es nicht, was sie wach hielt. Sie fragte sich, wie ihre Familie eigentlich ohne sie klarkommen würde.

Beim nächsten Treffen der Selbsthilfegruppe saß sie schweigsam und nachdenklich am Tisch. Hertha fehlte.

»Die Plätzchen sind heute besonders gut«, sagte Sieglinde mit vollem Mund. Immerhin hatte in Sachen Reden mit vollem Mund offensichtlich nicht nur Anja als Mutter versagt.

»Die sind von mir«, erklärte Marion stolz.

»Geht doch nix über selbstgebackene Plätzja«, stimmte Gret zu.

»Habt ihr eigentlich auch das Gefühl, dass ihr eure Familien zu zu viel Unselbständigkeit erzogen habt?« Anja war sich bewusst, dass die Frage nicht unbedingt zum Thema passte, aber sie musste einfach heraus.

»Also, mein Peter …«, begann Marion.

»Jaja«, unterbrach Gret sie. »Mach uns net schon wieder neidisch, Marion. Also, mein Harald, der könnt den ganze Haushalt mache, aber der is zu faul. Vor allem beim Koche. Der tät nur noch das gefrorene Zeug esse, wenn ich nimmer wär. Um den Hof, da mach ich mir keine Sorge. Aber der arme Harald. Die Küh täte besser esse wie der.«

Sabine drehte ihre Kaffeetasse in den perfekt manikürten Fingern. »Also, wir haben ja eine Putzfrau. Da bin ich sehr froh drüber. Der Jens merkt nicht mal, wenn's irgendwo dreckig ist.« Sie machte eine kurze Pause. »Oder er stellt sich absichtlich dumm an, damit er nichts machen muss.«

Wie viel so eine Putzfrau wohl kostete? Carolin hatte am vergangenen Tag eine Bluse verbrannt bei dem Versuch, sie zu bügeln, und Anja fühlte sich in letzter Zeit doch etwas angeschlagen.

Sieglinde nahm sich gleich zwei Kekse. »Meine Familie geiert eh nur aufs Erbe.«

Marion gab einen missbilligenden Laut von sich.

Die weißhaarige alte Frau grinste breit. »Aber die werden sich umgucken. Wisst ihr, was ich mach?«

Nun sahen alle gespannt in ihre Richtung. Als wollte sie noch etwas mehr Spannung aufbauen, biss Sieglinde zuerst von einem der Kekse ab. Dann grinste sie wieder. »Sobald ich mit dieser Chemo fertig bin, mach ich erst mal Pause. Und dann gehe ich von meinen ganzen Ersparnissen auf Weltreise. So richtig. Wollte schon immer die Welt sehen, und langsam wird's Zeit, wenn ich noch dazu kommen will, ne?«

»Warum hast du das vorher nie gemacht?« Anja wollte nicht mehr die Einzige in der Gruppe sein, die gesiezt wurde, deshalb hatte sie beschlossen, die anderen auch einfach zu duzen.

Sieglinde hob die knochigen Schultern. »Hatte nie Zeit. Hab geheiratet und Kinder bekommen und so. Und dann war mein armer Jürgen so krank. Und nach seinem Tod hat's sich irgendwie nie ergeben.«

Margarete schüttelte den Kopf. »Ich weiß net … mit dem ganze fremde Esse und den ganze Leut, wo nur Ausländisch schwätze. Da haste nix verpasst, tät ich sagen.«

Sabine rümpfte die Nase. »Das kann auch nur jemand behaupten, der Unteröffelsheim noch nie verlassen hat.«

»Ich war schon mol in Trier.« Margarete winkte mit beiden Händen ab. »Viel zu laut. Und die ganze Leut!«

Trier war die nächste größere Stadt, eine Stunde Fahrt von Unteröffelsheim. Anja musste grinsen.

In diesem Moment wurde die Tür vorsichtig aufgeschoben. Hertha huschte mit einer gemurmelten Begrüßung herein. Sie hielt den Kopf gesenkt und suchte sich etwas weiter weg von allen anderen einen Platz am Tisch. Was war denn mit der los?

»Hertha«, sagte Marion. »Ist alles in Ordnung?«

Die kleine Frau winkte ab. »Tut mir leid, dass ich schon wieder so spät bin.«

»Das ist doch kein Problem. Ist irgendwas passiert?«

Hertha hob die Schultern. »Nee, ich ärger mich nur. Hab dem Heinz gesagt, ich brauch das Auto. Aber er ist immer noch irgendwo, keine Ahnung. Wahrscheinlich einen trinken. Der Herr Platte von der Post hat mich dann mitgenommen, sonst wär ich gar nicht hier.«

»Du solltest den Kerl rausschmeißen.« Sieglinde schob Hertha den Teller mit den Keksen hin. Schokolade half ja bekanntlich gegen alles.

Marion schnappte nach Luft. »Sieglinde!«

»Wo se doch recht hat!«, tönte Margarete. »Lässt seine kranke Frau einfach daheim sitze.«

»Ach«, sagte Hertha, »es ist einfacher, wenn er nicht da ist. Da hab ich weniger Arbeit.«

»Ich sage das ungern«, ließ sich Sabine vernehmen, »aber das macht es nicht besser.«

Anja war mit einem Mal froh über rosa Unterhosen, verbrannte Blusen und »Du weißt schon, was«.

Sie bemühte sich, weiterhin froh zu sein, als Robert sie während der nächsten Chemotherapie-Sitzung fragte, ob er ihr noch etwas aus der Cafeteria des Krankenhauses holen könne – zum siebten Mal.

Sie saß auf einem gemütlichen Stuhl, neben ihr ein Infusionsständer, an dem ein Beutel mit hellroter Flüssigkeit hing. Ein Schlauch führte aus dem Beutel in den Port unterhalb ihres rechten Schlüsselbeins. Bis die gesamte hellrote Flüssigkeit in ihre Adern gelaufen war, dauerte es sechs Stunden. Sechs Stunden, in denen Robert nichts zu tun hatte, außer neben ihr zu sitzen und sich Sorgen zu machen.

Anja hatte ihn schon Kaffee und Kuchen holen geschickt, damit er sich nützlich fühlte.

»Du hättest wirklich zwischendurch heimfahren können«, sagte sie jetzt.

Und schon schaute er wieder betreten. »Ich dachte, du würdest dich über die Gesellschaft freuen.«

»Ich habe doch Gesellschaft.« Anja deutete in den Raum. Mehrere andere Patienten saßen auf Stühlen oder lagen auf Liegen im Zimmer verteilt, alle mit einem Schlauch verbunden. Von einer Krankenhausliege lächelte ihr Sieglinde zu. Sie war vor einer Stunde angekommen und hatte Anja zur Begrüßung umarmt, obwohl sich dabei ihre Schläuche fast ineinander verheddert hätten. Dann hatte sie Anja die Route ihrer geplanten Weltreise auf einer Weltkarte gezeigt, die sie aus irgendeinem Grund zusammengefaltet in der Tasche trug. Seitdem lächelte sie versonnen vor sich hin.

Niemand sollte während einer Chemotherapie so glücklich aussehen. Aber wahrscheinlich lag die alte Frau in Gedanken bereits auf Hawaii in der Sonne.

Robert sah inzwischen noch geknickter aus. »Ich dachte, du würdest dich über *meine* Gesellschaft freuen.«

Anja seufzte. Er wollte doch nur helfen. Sie druckte seine Hand. »Ich freue mich, dass du da bist, aber ich glaube, dir täte es gut, wenn du zu Hause wärst. Wolltest du nicht noch laufen heute? Der Marathon ist doch in zwei Monaten, und es dauert schon eine Weile, die Kondition aufzubauen.«

Vor einiger Zeit hatte Robert verkündet, er werde beim nächsten Dorfmarathon mitmachen. Dann hatte er sich einen ganzen Stapel Bücher gekauft, um die richtige Trainingsmethode zu finden. Dann hatte er mehr Zeit damit verbracht, diese Bücher zu lesen, als damit, tatsächlich zu laufen. Anja hatte den leisen Verdacht, dass das die falsche Herangehensweise war.

»Es geht aber doch nicht darum, was mir guttäte«, protestierte er.

Hinter Robert verdrehte Sieglinde die Augen. Anja schüttelte den Kopf. »Doch. Du hilfst mir am meisten, wenn du dafür sorgst, dass es dir gutgeht.«

Sieglinde zeigte ihr den erhobenen Daumen.

Robert starrte betreten zu Boden, dann nickte er. »Das nächste Mal fahre ich dich einfach hin und hole dich später wieder ab.«

Anja lächelte. »Danke. Wenn du jedes Mal laufen gehst, während ich Chemo habe, wirst du vielleicht zumindest nicht Letzter.«

Das brachte Robert sogar kurz zum Lachen. »Das wird mein neues erklärtes Ziel. Zumindest nicht Letzter werden.« Er schielte zu ihrem Beutel, in dem nur noch ein kleiner Rest Flüssigkeit war. »Ich glaube, du bist fast fertig. Soll ich schon mal deine Jacke holen?«

»Das wäre sehr hilfreich.«

Glücklich eilte er aus dem Raum.

Sieglinde erhob sich ächzend von ihrer Liege und schob ihren Infusionsständer zu Anja herüber. »Er ist ein Schatz, dein Mann.«

Da war sich Anja derzeit nicht ganz sicher. »Er macht sich so viele Sorgen.«

»Sei froh, dass es jemanden gibt, der sich Sorgen um dich macht.«

»Aber er verhält sich, als wäre ich schon fast tot.« Anja

gestikulierte etwas zu heftig und verhedderte sich in ihrem Schlauch. Vorsichtig entwirrte sie das Plastikteil wieder. »Wie soll ich mit dieser ganzen Sache klarkommen, wenn er mich ständig so anschaut, als müsste er nächste Woche meine Beerdigung organisieren?«

»Frag mal Marion. Ihr Peter hat das am Anfang auch gemacht.«

Sofort hatte Anja Grets Stimme im Ohr. Trotz allem musste sie grinsen. »Jetzt mach mich net wieder neidisch«, ahmte sie mehr schlecht als recht den Dialekt nach. »Der perfekte Peter?«

»Ich verrat dir ein Geheimnis.« Sieglindes Augen funkelten, als sie sich vorbeugte und die Stimme senkte. »Der perfekte Peter war am Anfang gar nicht so perfekt. Aber er hat fünf Jahre Vorsprung, weißt du?«

Fünf Jahre lebte Marion schon mit dem Krebs? Anja kam das wie eine Ewigkeit vor.

Plötzlich wurden Sieglindes Augen groß.

»Was?«

Die alte Frau antwortete nicht. Vorsichtig griff sie über Anjas Schulter. Als sie die Hand zurückzog, hielt sie zwischen ihren Fingern ein Büschel von Anjas Haaren.

Für einen Moment starrte Anja ihre eigenen Haare in Sieglindes Hand an. Sie wusste natürlich, dass das passieren konnte. Jeder wusste, dass das passieren konnte. Es war fast schon ein Klischee, wie etwas, was nur im Film geschah.

Aber nun passierte es ihr, und einen Augenblick lang fragte sich Anja, ob eigentlich nur die Haare auf dem

Kopf ausfallen würden oder ob sie sich nun erst mal das Epilieren ihrer Beine sparen konnte. Dann wurde ihr ein wenig schlecht. Und dann musste sie Tränen wegblinzeln.

»Ach, Liebes.« Wieder nahm Sieglinde sie in den Arm, und Anja hielt automatisch ihren Schlauch ein Stück hinter sich, damit es nicht zu erneuten Verhedderungen kam.

»Die wachsen nach. Meine sind auch nachgewachsen. Schau.« Sieglinde zog an ihrem Haar, um zu beweisen, dass es echt war. »Manche sagen, sie werden danach sogar dichter und weicher.«

Anja schniefte und wischte sich die Tränen mit dem Ärmel ab. Im Prinzip war es dumm, wegen ein paar Haaren in Tränen auszubrechen. Die Haare waren der Teil ihres Körpers, auf den sie am leichtesten verzichten konnte, ganz im Gegensatz zu ihren Knochen, in denen die Metastasen saßen und um die sie sich eigentlich viel mehr Sorgen hätte machen sollen. Trotzdem fühlte Anja sich irgendwie verraten. Kaum wurde es brenzlig, machten sich ihre Haare einfach aus dem Staub. Von nun an würde sie jedes Mal, wenn sie in den Spiegel sah, daran erinnert werden, dass etwas nicht in Ordnung war.

Sieglinde zog ein Taschentuch hervor und reichte es Anja.

»Weißt du, was wir jetzt machen?«, fragte sie, nachdem Anja sich geschnäuzt hatte.

»Hm?«

»Wir verraten deinem Mann nichts davon, bis er dich sicher nach Hause gebracht hat. Die Haare wachsen nämlich wieder nach, aber wenn er dich vor lauter Sorgen in den Graben fährt, das wird schon schwieriger.«

Anja nickte und schnäuzte sich. »Sag mal …«

»Ja, Liebes?«

»Fallen auch die Haare aus, die man eh nicht gebrauchen kann?«

Sieglinde nickte mit einem Grinsen. »Und manchmal kommen sie danach nicht wieder.«

Noch einmal schniefte Anja, dann schob sie das Taschentuch in ihre Hosentasche. »Na, das ist immerhin etwas, worüber ich mich freuen kann.«

Robert fuhr sie nicht in den Straßengraben, und zu Hause versammelte Anja ihre Familie um den Küchentisch und führte vor, wie sie sich büschelweise die Haare vom Kopf zog wie ein Zauberkünstler die Tauben aus seinem Hut. Nur dass man mit dem Haarausfall-Trick die Stimmung auf Partys eher nicht auflockern konnte.

Carolin machte große Augen, Robert setzte wieder den Getretener-Welpe-Blick auf. Dann jedoch räusperte er sich, beugte sich zu Anja herüber und nahm ihre Hand. »Immerhin bedeutet das, dass die Chemotherapie richtig wirkt.«

Anja war sich nicht so sicher, ob da ein Zusammenhang bestand, aber wenn es ihm Mut machte, das zu glauben, würde sie es dabei belassen. Sie lächelte ihren Mann an. Er hatte versucht, sie aufzumuntern. Das war ein Fortschritt.

Auch Carolin fing sich langsam. »Die wachsen doch

bestimmt wieder nach.« Sie dachte einen Moment nach. »Sonst würde man ja Krebspatienten für den Rest ihres Lebens an der Glatze erkennen …« Sie versuchte sich an einem Grinsen. »Oder sie mit Skinheads verwechseln.«

Anja erwiderte das Grinsen. »Dann könnte ich mit der Selbsthilfegruppe eine Skinhead-Gang gründen.«

Carolins Augen leuchteten auf. »Ihr würdet Unteröffelsheim in Angst und Schrecken versetzen!«

Auch wenn sie ihre Wäsche immer noch nicht selbst waschen konnte, Carolin hatte das Talent, in allem etwas Positives zu sehen. Anja lachte.

Robert räusperte sich, wie er es immer tat, wenn Mutter und Tochter für seinen Geschmack zu albern wurden. »Vielleicht solltest du über eine Perücke nachdenken, Schatz.«

Anja nickte. Mit Glatze draußen herumzulaufen käme ihr doch etwas seltsam vor. Außerdem würde sie dann überall mitleidige Blicke ernten. Sie hatte im Krankenhaus schon ein paar Informationen zu Perücken bekommen, aber noch nicht so richtig gewusst, was sie davon halten sollte.

»Das wäre deine Chance, etwas ganz Neues auszuprobieren«, sagte Carolin. »Gibt es eine Frisur, die du schon immer mal haben wolltest, bei der du dich aber nie getraut hast, sie dir schneiden zu lassen?«

Nachdenklich rieb sich Anja das Kinn. Sie musste wirklich keine Perücke nehmen, die genauso leblos und uninteressant aussah wie ihr echtes Haar, oder? Natürlich sollte es nicht zu verrückt sein, immerhin war sie nicht mehr siebzehn. Aber es würde nicht schaden, ein paar unterschiedliche Perücken auszuprobieren. Sabine hatte ja auch mehrere.

»Soll ich vielleicht mal nach Perückengeschäften in der Nähe suchen?« Robert zog bereits sein Smartphone hervor, ohne eine Antwort abzuwarten. Wie immer wirkte er glücklich, etwas Nützliches tun zu können.

Anja nickte eifrig.

Das nächste Gruppentreffen fand nicht im Gemeindehaus statt. Anja stand zusammen mit Sabine auf dem Parkplatz und wartete auf die anderen. Darum hatte Marion in einem kurzen Anruf gebeten. Viel mehr hatte sie nicht gesagt, nur dass Sieglinde eine Überraschung für sie habe.

Anjas Kopf fühlte sich ungewohnt kühl an. Sie hatte sich vorerst ein Kopftuch umgebunden, aber selbst darunter schien es zu ziehen, obwohl es ein warmer Frühlingstag war. Haare waren wirklich praktisch, um bestimmte Körperteile warm zu halten. Aber wie so viele Dinge wusste man sie erst richtig zu schätzen, wenn sie nicht mehr da waren.

Sabine lief in ihren hochhackigen Schuhen vor ihrem Cabrio auf und ab und sprach in ein Smartphone. »Ich habe alle Daten rausgeschickt, bevor ich gegangen bin … Ja, der Vertrag wird nächste Woche unterzeichnet. Aber es dauert eine Weile, bis er bei uns eintrifft. Die Firma sitzt in Indien, Liebling … Mach dir keine Sorgen. Ich habe mich um alles gekümmert … Ich bin zum Abendessen zu Hause … Ich liebe dich auch.«

Sie legte auf und verdrehte die Augen. Anja warf ihr einen fragenden Blick zu.

»Er ist ein wenig nervös«, erklärte Sabine. »Wir haben einen neuen Hersteller für die Topfhenkel.«

Anja runzelte die Stirn. »Ich dachte, die Töpfe werden in der Fabrik in Amselbach hergestellt.«

Sabine nickte und schob dann ihre Perücke zurecht. »Die Töpfe.«

»Aber die Henkel kommen aus Indien?« Anja war sich nicht sicher, was sie davon halten sollte, dass Teile ihrer Kochutensilien offensichtlich weiter herumgekommen waren als sie selbst. Aber wahrscheinlich traf das auch auf den Großteil ihrer Kleidung zu. Und auf die Tomaten, die sie fürs Mittagessen in den Salat geschnitten hatte. Sie rieb sich die Schläfen.

Sabine hob die Schultern. »Das kostet weniger.«

»Die Henkel von Indien hierherzutransportieren ist billiger, als sie hier herzustellen?«

»So ist das nun mal in der internationalen Wirtschaft. Wir müssen global konkurrenzfähig bleiben.« Sabine schob das Smartphone in ihre Handtasche. »Weißt du, warum wir hier draußen herumstehen?«

Nun hob Anja die Schultern. »Ich weiß nur, dass Sieglinde eine Überraschung für uns hat.«

Sabine zog die Nase kraus, als gehörten Überraschungen zu den weniger erfreulichen Dingen, die einem zustoßen konnten.

Anja räusperte sich. Eine Frage beschäftigte sie schon seit einer Weile. »Wie kommt man als global konkurrenzfähige Topfwerk-Besitzerin eigentlich zu so einer Selbsthilfegruppe? Könntest du nicht irgendwo teuer in Kur gehen?«

Sabine schnalzte missbilligend mit der Zunge. »Und wer schließt dann die Verträge mit den Topfhenkel-Herstellern aus Indien ab? Mein Mann ist wirklich gut, wenn es um die ganzen technischen Dinge geht, aber verhandeln könnte er nicht mal, wenn sein Leben auf dem Spiel stünde.«

Anja musste wieder an die rosafarbenen Unterhosen denken.

»Außerdem«, fuhr Sabine fort, »sind die Leute, die man in teuren Kurorten trifft, für meinen Geschmack oft viel zu arrogant.«

Eilig tarnte Anja ein Lachen als Husten.

Ein Auto fuhr auf den Parkplatz, Marion und Gret stiegen aus. Während Marion sorgfältig den Wagen abschloss, winkte Gret bereits fröhlich und rief: »Ich bin so nasweisisch, sag ich euch!«

Anja brauchte einen Moment, um zu verstehen, dass Gret damit ausdrücken wollte, dass sie genauso neugierig war wie alle anderen. Doch es dauerte noch eine Weile, bis schließlich ein Kombi vorfuhr, dessen rote Farbe bereits an einigen Stellen abblätterte. Auf der Fahrerseite glaubte Anja, Hertha zu erkennen, die sich tief über das Lenkrad beugte, als würde sie ein Rennen fahren. Aus dem Beifahrerfenster winkte Sieglinde.

»In die Autos!«, rief sie. »Und immer uns nach! Wir pflanzen einen Baum!«

Anja blinzelte. »Wir pflanzen einen Baum?«
Gret hob die Schultern. »Ei, warum net?«

Anja stellte sich vor, wie sie alle zu ihren Autos sprinteten und hineinsprangen. Wie eine Gruppe Helden aus einem Hollywoodfilm, die dann mit quietschenden Reifen davonfuhr.

Die Realität sah so aus, dass Hertha mit laufendem Motor an der Ausfahrt des Parkplatzes hielt, während Sabine ihre Perücke mit einem Tuch gegen den Wind sicherte. Es ließ sie wirken wie eine Frau vom Anfang des Automobilzeitalters. Marion musste ihre normale Brille gegen eine Sonnenbrille tauschen. Schließlich standen sie alle hinter Herthas Wagen und schauten zu, wie Anja umständlich ausparkte. Aber dann brausten sie davon. Allerdings nicht mit quietschenden Reifen. Das wäre sicher nicht gut für das Profil gewesen.

Hinter der Dorfgrenze fuhren sie zuerst über die Landstraße, dann bog Herthas roter Kombi plötzlich in einen unbefestigten Schotterweg ab. Anjas Zähne klapperten aufeinander, als ihr Auto durchgeschüttelt wurde, und die Reifen wirbelten Dreck auf. Sie hatte den Wagen erst gestern waschen lassen.

Bäume erhoben sich jetzt ringsum, die Äste bildeten einen Tunnel über dem Weg. Wenn man hier einen Baum pflanzen wollte, kam man ein bisschen zu spät. Nach einer gefühlten Ewigkeit öffnete sich das Geäst über Anja, und sie fuhren auf eine breite Schotterfläche hinaus, die nach einem Parkplatz aussah. Herthas Kombi hielt, und Anja suchte sich einen Platz für ihren Wagen.

Als sie ausstieg, wuchtete Hertha bereits einen Baum aus dem Kofferraum des Kombis. Keinen richtigen Baum, eher einen Baum in spe. Sein Stamm war gerade mal so dick, wie man es sonst von einem ordentlichen Ast erwartete. Während Hertha daran zerrte, rieselten Blätter zu Boden. Ein Zweig verfing sich an der Tür und brach.

»Vorsichtig!«, rief Sieglinde.

»Rein war einfacher!«, ächzte Hertha zwischen den Blättern. Anja eilte zu ihr hinüber und bewahrte einen weiteren Zweig vor dem Abbrechen. Dann packte sie mit an und zog. Der Wurzelballen war in eine Plastiktüte gewickelt. Mit einem dumpfen Geräusch landete er schließlich auf dem Schotterboden. Anja zerrte den kleinen Baum noch ein Stück zur Seite, während Hertha einen Spaten aus dem Kofferraum holte und ihn dann schloss. Ein Ast stach nach Anjas rechtem Auge.

Hertha starrte einen Moment durch das Rückfenster in den hinteren Teil des Wagens, in dem die Sitze umgeklappt waren. Blätter und kleine Stücke Rinde lagen überall verteilt. »Da wird der Heinz aber meckern.«

Sieglinde tätschelte ihr den Rücken. »Wir machen das nachher wieder sauber.«

Anja hielt den Baum auf Armeslänge von sich, aber ein Blatt kitzelte sie unter der Nase. Sie pustete es fort. »Und was machen wir jetzt damit?«

Sabine stöckelte heran. Ihre Absätze boten auf dem

Schotter keinen besonders guten Halt. »Einpflanzen, nehme ich an.«

»Wo denn?« Anja deutete auf die ausgewachsenen Bäume rings um den Parkplatz.

»Do hinte is ne Lichtung! Do will es Sieglinde bestimmt hin.« Gret schleppte mit einer Hand einen großen Korb herbei und deutete mit der anderen einen Trampelpfad am anderen Ende des Parkplatzes hinunter. »War schon mol hier. Ganz schön für zum Wandere.«

Marion hielt eine karierte Picknickdecke in den Armen. So viel dazu, dass sie angeblich überhaupt nichts von Sieglindes Plänen gewusst hatte. Wie viel Überredungskunst es Sieglinde wohl gekostet haben mochte, damit Marion schwieg und die ganze Aktion eine Überraschung blieb? »Sieglinde, du bist dir wirklich sicher, dass das legal ist?«

Die alte Frau grinste. »Ich bin mir ziemlich sicher, dass niemand die Bäume in diesem Wald durchgezählt hat. Einer mehr wird keinem auffallen.«

Marion verzog das Gesicht, sagte aber nichts mehr. Sieglinde wandte sich dem Pfad zu. »Kommt. Es ist nicht weit.«

Sie wechselten sich ab. Jede machte einen Spatenstich, nur Hertha saß daneben und sah zu. Sie hatte ihre geröteten, rissigen Hände vorgezeigt. Inzwischen wusste Anja, dass das von einem bestimmten Chemo-Medikament kam. Und Wunder konnte Sieglindes Salbe gegen das Hand-Fuß-Syndrom offensichtlich auch nicht bewirken.

Sabine schaufelte ein Anstandshäufchen Erde aus

dem Loch und klopfte sich danach ausgiebig imaginären Dreck von der Hose. Anja übernahm den Spaten. Das Blatt stieß auf Wurzeln. Das hatte man wohl davon, wenn man versuchte, seinen Baum am Rand einer Lichtung zu pflanzen und nicht mitten auf einem leeren Feld. Eine Weile hackte Anja auf die Wurzeln ein. Dann gab sie auf und schaufelte ebenfalls ein Anstandshäufchen heraus.

Gret nahm ihr die Schaufel ab. Sie beäugte das Loch einen Moment, dann stieß sie den Spaten so fest hinein, dass es knirschte. Irgendetwas brach. Sie hob einen großen Klumpen Erde und Wurzeln heraus.

»Ist es schon tief genug?«, fragte Marion.

Gret musterte erst das Loch und dann den Wurzelballen des Bäumchens. »Wir können's probiere«, sagte sie schließlich.

Anja und Marion hielten den Baum gerade, während Gret die herausgeschaufelte Erde rundum festklopfte.

Dann traten sie einen Schritt zurück. Anja kniff die Augen zusammen. »Ich glaube, er steht schief.«

Sieglinde stellte sich neben sie und legte den Kopf zur Seite. »Das wächst sich raus. Marion, hast du Wasser?«

Marion wühlte in dem Korb, den Gret auf die Lichtung getragen hatte. »Mit oder ohne Kohlensäure?«

»Ich glaube, der Baum würde ohne Kohlensäure bevorzugen.«

»Ihr könnt einen Baum doch nicht mit gekauftem Flaschenwasser gießen!«, rief Sabine.

»Natürlich können wir das«, widersprach Sieglinde. »Außerdem haben wir kein anderes.«

Sabine schnalzte missbilligend mit der Zunge, als Marion eine große Flasche Volvic hervorzog. »Und dann auch noch mit dem teuren.«

»Nur das Beste für unseren Baum.« Sieglinde nahm die Flasche entgegen. Sie öffnete sie, hielt dann aber inne. »Er braucht noch einen Namen.«

»Warum braucht der Baum einen Namen?«, fragte Anja vorsichtig. Es war immerhin nicht so, als hätte man ihm beibringen können, darauf zu hören.

»Ich glaube nicht, dass man Bäumen normalerweise Namen gibt«, meldete sich Marion zu Wort.

»Wie wäre es mit Bernd?«, warf Hertha ein.

Sabine schnaubte. »Bernd der Baum?«

Aber Sieglinde schüttete schon das Wasser über die aufgewühlte Erde rings um den Stamm. »Hiermit taufe ich dich auf den Namen Bernd.«

Skeptisch betrachtete Gret den dunklen, feuchten Fleck. »Wir hole besser später noch mol Wasser. Bäume muss man gut gieße.«

»Na toll«, sagte Sabine. »Und warum haben wir ihn jetzt eigentlich gepflanzt?«

»Weißt du nicht, was man sagt?«, fragte Sieglinde. »Jeder sollte in seinem Leben mal einen Baum gepflanzt haben. Und ich dachte mir, wir fangen besser zeitig damit an. Man weiß ja nie …«

»Fast genauso wichtig ist es, danach etwas Ordentliches zu essen.« Marion breitete die karierte Decke auf dem Boden aus. »Wer möchte ein Sandwich?«

Anja kaute noch auf ihrem Käse-Sandwich herum, als Sieglinde die Weltkarte aus ihrer Tasche zog. »Ich habe heute meine erste Station gebucht«, erzählte sie. »Paddelbootsfahrt in den Pyrenäen.« Sie stieß den Finger ungefähr in die Mitte von Frankreich. »Von da aus geht es dann so lange weiter nach Westen, bis ich irgendwann wieder hier ankomme.«

Die anderen Frauen beugten sich interessiert vor. »Du kannst ein Paddelboot fahren?«, fragte Marion.

Sieglinde grinste. »Kein Stück. Aber das ist eine Tour mit einem Führer, und man wird vorher in alles Wichtige eingewiesen. Kein Problem.«

»Auf Französisch!«, rief Gret. »Ich tät da ja nix verstehe.«

»Wann geht es los?«, wollte Anja wissen. Sieglinde hatte bisher nie konkret über Termine gesprochen.

Die alte Frau faltete die Karte wieder zusammen. »In vier Wochen, nach der letzten Chemotherapie-Sitzung.«

Hertha machte hinter ihrer Brille große Augen. »So bald schon. Und wie lange bleibst du weg?«

Sieglinde hob die Schultern. »Ein paar Monate. Mal sehen, wie lang das Geld reicht.«

»Du gibst wirklich dein ganzes Geld dafür aus?«, fragte Sabine.

»Ich kriege ja noch Rente. Ist nicht so, als wäre ich danach abgebrannt, oder wie auch immer man das heutzutage ausdrückt. Und was soll ich sonst mit dem Geld machen? Anlegen?«

Sabine schniefte, sagte aber nichts mehr.

Wind kam auf und fuhr unter Anjas Kopftuch. Er rüttelte auch an dem frisch gepflanzten Baum, und sie fragte sich, wie lange ihre gemeinsame Anstrengung wohl halten würde. »Vielleicht sollten wir ihn noch an einer Stange festbinden, oder so?«

Sieglinde schnalzte mit der Zunge. »Das ist ein Baum, keine Bohnenranke.«

»Ich gucke morgen noch mol danach«, meldete sich Gret zu Wort. »Vielleicht kann ich do ebbes mache.«

Fröstelnd zog Marion ihre Strickjacke enger um sich. »Ich glaube, wir sollten langsam mal aufbrechen.«

Niemand widersprach. Hertha packte die gebrauchten Servietten und die leeren Plastikbecher, aus denen sie Kaffee und Wasser (mit Kohlensäure) getrunken hatten, in den Picknickkorb. Dann stemmten sie sich alle mehr oder weniger ächzend in die Höhe, damit Marion die Decke zusammenfalten konnte.

Sieglinde schwankte ein wenig, und Anja griff automatisch nach ihrem Arm, um sie zu stützen. Die alte Frau lächelte. »Danke.«

Im nächsten Moment erblühten überall in ihrem Gesicht rote Flecken. Ihr Mund klappte auf, aber kein Ton kam heraus. Eilig packte Anja auch mit der zweiten Hand zu. Mit einem Mal schwankte sie selbst, weil Sieglindes ganzes Gewicht an ihr zerrte. Ringsum erklangen erschrockene Rufe, aber Anja konzentrierte sich darauf, Sieglinde sanft ins Gras sinken zu lassen. Ihre eigene Großmutter war im Alter gestürzt und hatte sich die Hüfte gebrochen.

Alte Leute brachen sich doch so schnell etwas, das hörte man immer wieder.

Als Anja schließlich aufsah, hatte Sabine bereits ihr Smartphone gezückt und sprach schnell hinein. »Ja, ein Feldweg. Hören Sie mir nicht zu? Sie müssen bis zu dem Parkplatz fahren, und wenn Sie dann den Wanderweg …«

Natürlich musste so etwas ausgerechnet jenseits vom Arsch der Welt passieren. Anja schaute auf Sieglinde hinunter und versuchte, sich an den Erste-Hilfe-Kurs zu erinnern, den sie vor über zwanzig Jahren für ihren Führerschein gemacht hatte. Stabile Seitenlage, war die in diesem Fall angebracht? Und wie ging die noch mal? Vielleicht war es besser, nichts zu tun, ehe sie mit dilettantischen Hilfsversuchen alles noch schlimmer machte.

Sieglinde schnappte angestrengt nach Luft.

»Du hast dir den blödesten Ort ausgesucht, um zusammenzubrechen«, sagte Anja, weil ihr nichts Besseres einfiel. Sie hatte einen festen Klumpen im Magen, aber sie versuchte, ihn nicht zu beachten.

War das ein Grinsen? Versuchte Sieglinde wirklich zu grinsen? Eine knochige Hand hob sich zitternd und winkte Anja herunter. Sie beugte sich vor, und der universelle Alte-Menschen-Geruch stieg ihr in die Nase.

»Keine … Sorge …«, krächzte Sieglinde so leise, dass Anja sie kaum verstehen konnte. »Hab den Baum … ja noch rechtzeitig … gepflanzt.«

Plötzlich waren da Tränen, die Anja fortblinzeln musste. »Aber du musst noch deine Reise machen. Sabine hat schon einen Krankenwagen gerufen. Es wird alles gut.«

Letzteres war eigentlich Roberts Text. Nach der Diagnose hatte er Anja in den Armen gehalten und diese Worte so lange vor sich hin gemurmelt, bis sie jede Bedeutung verloren hatten. Jetzt verstand Anja, warum er das getan hatte.

»Alles wird gut«, wiederholte sie. Wenn sie sich anstrengte, konnte sie es fast glauben. »Alles wird gut.«

Als Anja Stunden später zur Haustür hereinwankte, begrüßte Robert sie erstaunlich fröhlich. »Du warst lange weg. War es schön?«

Anja nickte langsam. »Fast bis zum Ende. Sieglinde liegt jetzt im Krankenhaus.«

Das Krankenhaus hatte Anja in letzter Zeit eindeutig zu oft gesehen. Inzwischen fand sie sich in den Gängen zurecht, ohne die Hinweisschilder lesen zu müssen. Und als sie sich in der Cafeteria noch schnell etwas zu essen geholt hatte, hatte sie das Angebot in Gedanken schon in essbar und nicht essbar einteilen können. Die Tüte mit dem belegten Brötchen hielt sie nun allerdings nur in der Hand. Ihr Magen knurrte zwar, aber gleichzeitig war er ein kleiner, fester Klumpen und würde bestimmt alles wieder hinauswerfen, was sie hineinbeförderte.

Sie hatten Sieglinde am Morgen von der Intensivstation auf die Palliativstation verlegt. Die »Tja, das war's dann wohl«-Station, wie Anja sie in Gedanken nannte. Die Station, auf der die Leute nur noch darauf warteten zu sterben. Marion hatte Worte wie »Lungenembolie« und »Lungentumore« verwendet. Und eine Lungenentzündung war wohl auch mit von der Partie. Alles, was mit »Lungen-« anfing und Böses vermuten ließ. Sieglinde hatte jegliches weitere Herumdoktern verboten, kaum dass sie wieder richtig bei Bewusstsein gewesen war. Der kleine Klumpen wurde noch ein wenig fester. Aber immerhin durfte man sie jetzt besuchen. Anja fand die Tür mit der richtigen Nummer und klopfte. Als niemand antwortete, schob sie sie vorsichtig auf.

Sieglindes knochige Gestalt wirkte verloren in dem großen Bett, aber sie lächelte Anja zu. In ihre Nase führte ein Schlauch, und sie hob einen Arm, in dem ebenfalls einer steckte. »Ich schwöre dir, die haben hier irgendwo Schläuche im Sonderangebot bekommen!«

Sieglindes Stimme war kaum mehr als ein Flüstern, trotzdem musste Anja grinsen, während sie näher trat. Sie setzte sich auf einen Hocker neben dem Bett. Auf der anderen Seite standen auf einem kleinen Tisch mehrere Vasen mit Blumen. Aus einem besonders großen Strauß ragten sogar einige getüpfelte Federn, und irgendjemand musste Stunden damit verbracht haben, aus knospenden Zweigen eine Art Kranz darumzuflechten.

»Der ist von Sabine«, krächzte Sieglinde. »Von dem Geld, das der gekostet hat, hätten wir den Baum bestimmt in Volvic ersäufen können.«

Anja zog ihr Handy hervor. »Ich habe keinen Strauß. Ich dachte, du freust dich vielleicht mehr über Bilder von deinem Baum.« Sie öffnete das Fotoprogramm so, wie Carolin es ihr gezeigt hatte, und rief die Fotos auf.

»Unser Baum«, verbesserte Sieglinde.

»Unser Baum. Gret hat noch drei Stöcke drumrum gesteckt und ihn daran festgebunden, damit er beim nächsten Sturm nicht umfällt.« Gret wirkte immer ein bisschen grobschlächtig mit ihrem breiten Dialekt. Aber sie musste bestimmt einen halben Tag damit verbracht haben, einen Baum überlebensfähig zu machen, der ihr sicher ähnlich wenig bedeutete wie Anja, nur weil er Sieglinde offensichtlich sehr wichtig war. Anja reichte Sieglinde das Handy. »Einfach über den Bildschirm wischen, wenn du zum nächsten Bild willst.«

»Tz«, machte Sieglinde. »Ich weiß, wie man diese Dinger bedient. Ich bin vielleicht alt, aber ich bin nicht …« Ein Hustenanfall schnitt ihr das Wort ab. Das Handy fiel ihr in den Schoß.

Anja streckte die Hände nach Sieglinde aus, ließ sie dann aber wieder sinken. Was sollte sie machen? Ihr auf den Rücken klopfen? Wenn's nur so einfach gewesen wäre und sie sich bloß an irgendwas verschluckt hätte. Um überhaupt etwas Nützliches zu tun, nahm Anja einen Becher mit Wasser vom Nachttisch und hielt ihn Sieglinde hin. Unheimlich, wie gut sie sich plötzlich in Robert hineinversetzen konnte. Schließlich fing sich Sieglinde wieder und nahm den Becher mit zitternden Händen entgegen.

»Du solltest dich wirklich behandeln lassen.«

»Dann bin ich danach immer noch zu krank für die Reise«, widersprach Sieglinde. »Die Ärzte reden irgendwas von Narben auf dem Lungengewebe. Damit kann ich nicht mehr richtig atmen und ganz bestimmt nicht mehr paddeln. Wahrscheinlich nur noch hier im Krankenhaus rumliegen, bis ich dann ein bisschen später sterbe.«

»Wir könnten zusammen noch ein paar Bäume pflanzen«, schlug Anja vor. »Oder …« Was konnte man denn noch mit einer kaputten Lunge tun? Lange Waldspaziergänge fielen aus, wie im Prinzip alles, wofür man sich bewegen musste. »Oder …«

Sieglinde tätschelte Anjas Hand.

»Mehr Filme schauen«, schloss Anja schwach. Dann kam ihr doch noch eine Idee. »Du könntest ein Buch schreiben. Deine Memoiren oder so. Du hast doch sicher viele interessante Dinge …«

Sieglinde lachte. Das Lachen ging in ein Husten über, und wieder dauerte es eine Weile, bis sie sich nicht mehr gequält zusammenkrümmte. Erneut tätschelte sie Anjas Hand. »Ich wollte nur noch diese Reise machen. Sonst habe ich nichts mehr vor. Aufs Dahinsiechen kann ich wirklich verzichten.«

»Aber …«

Sieglinde hob einen Finger. »Sei so gut, und such mal in diesem Spind dort nach meiner Handtasche.« Sie deutete zu der Wand neben der Badezimmertür. Die Schränke erinnerten Anja an ihre Schulzeit im Allgemeinen und den Sportunterricht im Speziellen.

Sie stand auf und ging auf die Spinde zu. »Der rechte?«

»Der zweite von rechts.«

Der Schrank war nicht abgeschlossen, und die Handtasche lag am Boden neben einem Paar ausgetretener Schuhe. Anja hob sie auf und kehrte zum Bett zurück.

»In einem der Seitenfächer ist mein Hausschlüssel.«

»Ich glaube nicht, dass du den im Moment brauchst.« Dennoch suchte Anja gehorsam danach. Nach kurzer Zeit zog sie ein ledernes Schlüsseltäschchen hervor. Dunkel erinnerte sie sich, dass ihre Eltern diese Dinger immer verwendet hatten, die sowohl Schlüsselanhänger als auch Aufbewahrungsort für die Schlüssel waren. Wurde so was überhaupt noch hergestellt?

Anja drehte das Schlüsseltäschchen in den Händen. »Als Kind habe ich mich immer gefragt, was wohl passieren würde, wenn man das Täschchen auch noch mit in das Täschchen stopft. Weißt du … wie eine Schlange, die sich selbst auffrisst.« Oh nein, jetzt fing sie auch noch an, Blödsinn zu reden.

Sieglinde lächelte. »Nimm den Schlüssel.«

Anja hielt den Schlüsselbund in die Höhe, um zu zeigen, dass sie ihn bereits in der Hand hatte.

»Nein …« Sieglinde stockte und tat zwei mühsame Atemzüge. »Du sollst ihn behalten. Mitnehmen.«

Anja blinzelte. »Ich?«

»Das ganze Geld für die Reise«, fuhr Sieglinde schnell fort, »ich habe es abgehoben. Nicht dass irgendjemand mein Konto plündert, während ich weg bin.«

»Du wolltest mit einem riesigen Haufen Bargeld durch die Welt reisen?«

Sieglinde schüttelte den Kopf. »Ich wollte den Großteil Marion geben, damit sie drauf aufpasst und mir hin und wieder was schickt. Damit die undankbaren Kinder es nicht in die Finger kriegen. Wenn mir was passiert, weißt du.«

Nun schüttelte Anja den Kopf.

»Hör mir zu«, sagte Sieglinde. »Das Geld ist in einer Schatulle. Genau wie die Karten und die Tickets für alles, was ich schon gebucht habe. Die Schatulle steht hinter dem Fischer-Lexikon. Im Regal. Neben dem Schreibtisch im Gästezimmer.«

Anja blinzelte noch einmal. »Warum sagst du mir das alles?«

Sieglinde verdrehte die Augen. »Weil du das Geld nehmen sollst.«

»Aber … aber … das kann ich doch nicht machen!«

»Warum nicht? Es ist mein Geld, und ich sage dir, du sollst es nehmen. Und zwar, bevor meine bucklige Verwandtschaft es findet.«

Anja schüttelte den Kopf. »Aber …« Sie wusste nicht genau, was aber. War das nicht irgendwie Diebstahl? Andererseits konnte es kein Diebstahl sein, wenn man vom rechtmäßigen Besitzer dazu aufgefordert wurde.

»Und was soll ich damit machen?«

Sieglinde grinste. »Dir fällt schon was ein.«

Für eine Weile schüttelte Anja nur weiter den Kopf. Vielleicht ergab diese ganze Situation irgendwann Sinn, wenn sie das lange genug tat. Vielleicht rückte so alles wieder an seinen Platz.

Sieglinde atmete immer noch mühsam durch ihren Schlauch. »Nun steck das dumme Ding schon ein.«

Langsam ließ Anja den Schlüssel in ihre Handtasche gleiten.

Als zwei Tage später das Telefon klingelte, lag der Schlüssel immer noch in ihrer Tasche und schien sie bei jedem Hochheben doppelt so schwer zu machen wie vorher.

Anja ignorierte das Klingeln so lange, bis Robert dranging, und konzentrierte sich ganz darauf, den Partner einer Socke zu finden, die sie gerade vom Wäscheständer genommen hatte. Sie war sich inzwischen sicher, dass die meisten Socken gar nicht in der Waschmaschine, sondern irgendwann während des Trocknungsprozesses verlorengingen. Hatte sie nicht alle Paare nebeneinander aufgehängt? Hatte Carolin wieder einfach irgendwelche Socken vom Wäscheständer genommen?

»Es ist jemand von deiner Selbsthilfegruppe.«

Robert stand in der Tür und hielt ihr das Telefon entgegen. Mit einem flauen Gefühl im Magen griff sie danach. Es konnten kaum gute Nachrichten sein, oder?

Es war Marion. »Sieglinde ist heute Nacht gestorben.«

Nein, natürlich konnten es keine guten Nachrichten sein. Anja schluckte.

Als Marion keine Antwort bekam, füllte sie die Stille mit mehr Worten. »Wir sammeln in der Gruppe für einen Kranz. Und vielleicht für eine Karte. Ich weiß nur noch nicht, an wen wir die schicken sollen. Sie hat nie von ihren Kindern erzählt. Ich weiß nicht mal die Namen. Ach, ich fühle mich so schrecklich, Anja. Hat sie dir mal irgendwas gesagt?«

Wahrscheinlich war das einfach Marions Art, mit der Situation umzugehen: Dinge zu organisieren.

Anjas Mund allerdings fühlte sich plötzlich an wie zugeklebt. Sie wollte nicht über Kränze sprechen und schon gar nicht über Karten. Sie räusperte sich. »Ich glaube nicht, dass Sieglinde gewollt hätte, dass wir ihren Kindern eine Karte schicken.«

Aber wahrscheinlich würden sie bald herausfinden, wer Sieglindes Kinder waren, wenn sie kamen, um zu sehen, was es zu erben gab. Und da war die Schatulle voller Bargeld hinter den Bänden des Fischer-Lexikons, die Anja bisher nicht geholt hatte. Immerhin wäre es ja möglich gewesen, dass Sieglinde noch eine Wunderheilung widerfahren wäre, nicht wahr? Man konnte nichts ausschließen. Man durfte ja wohl noch hoffen.

»Auf jeden Fall, wenn du etwas spenden möchtest für einen Kranz, denk dran, beim nächsten Treffen Geld mitzubringen«, fuhr Marion fort. »Ich denke, wenn jeder zehn Euro gibt …«

»In Ordnung«, unterbrach Anja sie. »Ich bringe Geld mit.«

Sie ging zu ihrer Handtasche, die noch immer doppelt so schwer zu sein schien. »Vielleicht auch ein bisschen mehr als zehn Euro.«

Alle Frauen am Tisch starrten auf das Geld, das Anja in der Mitte ausgebreitet hatte. Darunter war ein ganzes Bündel Fünfhunderteuroscheine. Anja hatte noch nie zuvor einen Fünfhunderteuroschein gesehen, geschweige denn einen ganzen Haufen davon.

Sabine vielleicht schon. Die schüttelte nur den Kopf. »Sie wollte wirklich mit so viel Bargeld durch die Welt reisen? Wie viel ist das?«

Anja hob die Schultern. »Ich habe bei zehntausend Euro aufgehört zu zählen, weil ich ein bisschen Angst bekommen habe. Es ist noch deutlich mehr.«

Allein der Gedanke, dass sie mit der Schatulle in der Tasche durch die Gegend gefahren war, ließ sie frösteln. Im Prinzip war es sicher blödsinnig, sich so zu verhalten, als würden alle Verbrecher Geld schon auf hundert Meter riechen können. Außerdem hätte ein solcher Verbrecher schon einen Baum über die Straße legen und einen Raubüberfall im Wildweststil auf ihr Auto verüben müssen, um an das Geld zu kommen. Dennoch hatte Anja sich noch nie so unwohl gefühlt wie auf dem Weg von Sieglindes Haus zu dem kleinen Raum im Gemeindehaus von Unteröffelsheim.

In Sieglindes Haus hatte sie die Schatulle schnell gefunden und dann noch die Blumen gegossen, die schon ein wenig traurig die Blätter hängen ließen. So hatte sie sich weniger wie eine Diebin gefühlt. Sie war nur zum Blumengießen gekommen. Das hätte sie sagen können, hätten die Erben plötzlich in der Tür gestanden. Aber niemand war gekommen, und beim Hinausgehen hatte Anja sorgfältig abgeschlossen und den Schlüssel in den Briefkasten geworfen. Danach hatte zumindest nur die Schatulle ein Loch in ihre Handtasche gebrannt.

Gret fuhr mit den Fingern durch die Scheine. »Da kommt man sich vor wie diese Ente … Wie heißt se noch mol?«

Hertha starrte einfach nur mit großen Augen auf den Geldhaufen. »Wie lang Sieglinde dafür wohl gespart hat?«

»Sie hatte genug Zeit«, sagte Marion leise. »Ich dachte immer, sie übertreibt ein bisschen mit ihrem Alter. Aber ich habe mich erkundigt. Sie wäre in zwei Monaten dreiundachtzig geworden.«

»Immerhin ein gutes Alter«, ließ sich Sabine vernehmen.

Für eine Weile schwiegen alle. Ob überhaupt irgendein Alter gut genug sein konnte zum Sterben, wenn man doch noch etwas vorhatte?

Schließlich räusperte sich Anja. »In der Schatulle sind auch ein paar Tickets.« Sie klappte den schlichten hölzernen Kasten auf und holte einige Zettel hervor. »Ein Flugticket nach Paris ohne Rückflug und … ich kann nicht sonderlich gut Französisch, aber ich glaube, das hier ist die Bootsfahrt.«

Sabine nahm das Ticket. Schließlich nickte sie. »Hier steht was von Rafting und Canoë. Ich weiß nicht, was Rafting ist, aber Canoë heißt eindeutig Kanu.«

»Schlaubergerin«, murmelte Gret.

»Nicht streiten«, sagte Marion. Es klang nach einem Reflex. Anja wusste inzwischen, dass sie tatsächlich als Lehrerin in der Grundschule von Oberöffelsheim arbeitete.

»Schade, dass die Tickets jetzt keiner nutzt«, meldete sich Hertha zu Wort. Als sich alle Blicke auf sie richteten, rückte sie nervös ihre Brille zurecht. »Ich meine … wenn sie jetzt schon gekauft wurden, sollte man sie eigentlich jemandem geben, der … na ja … da hinfahren will.«

»Kennst du jemanden?«, fragte Marion.

Hertha schüttelte den Kopf.

Anja starrte auf die Geldscheine, die auf dem Tisch verteilt lagen. »Das ist ein bisschen viel für einen Kranz«, sagte sie schließlich langsam. »Wahrscheinlich könnte man davon auch als Gruppe eine Reise machen … keine ganz so große wie Sieglinde …«

Hertha schnappte nach Luft. »Zum Andenken an Sieglinde!«

»Net mit mir!«, rief Gret. »Von dem fremde Esse krieg ich Sodbrenne.«

Anja ignorierte Gret und nickte Hertha zu. Die Reise war das Letzte gewesen, was Sieglinde vorgehabt hatte.

Sie hatte schon Tickets gekauft. So etwas durfte nicht einfach in Vergessenheit geraten. Außerdem mussten sie sich dann nicht länger den Kopf darüber zerbrechen, was sie mit dem ganzen Geld anfangen sollten. Sie konnten ja wirklich schlecht einen Kranz für weit über zehntausend Euro kaufen. Wahrscheinlich nicht mal, wenn sie ihn vergolden ließen.

Sabine schniefte. »Wäre das nicht ein bisschen übertrieben? Diese Reise zu machen und dann womöglich noch Souvenirs zu kaufen und sie auf ihr Grab zu legen?« Allerdings klang sie nachdenklich.

»Wie in einem Film«, sagte Hertha. Sie starrte verträumt an die hintere Wand des Raums.

»Das wäre ziemlich viel Aufwand für das Andenken einer Person«, ließ sich Marion vernehmen.

Gret hob einen Zeigefinger. »Jetzt muss ich aber mol was sage! Wenn's einer verdient hätt, dann es Sieglinde.«

Sabine schmunzelte. »Findest du die Idee jetzt doch gut?«

»Ich sag nur, wenn's einer verdient hätt ... Sie war immer da für mich bei der Kotzerei.«

»Sie hat mir immer diese Salbe gegeben«, sagte Hertha leise.

Marion nickte. »Sie hat mit meinem Peter geredet, als ... am Anfang ... als es schwierig war.«

Anja spürte, wie ihr schon wieder die Tränen kamen. Eilig wischte sie sie mit ihrem Ärmel fort. »Sie hat mich zum Lachen gebracht, als mir die Haare ausgefallen sind.«

Alle Blicke richteten sich auf Sabine. Sie warf die Arme

in die Luft. »Denkt ihr, jeder würde mich dazu kriegen, in den Wald zu gehen und ein Loch für einen Baum zu graben? Ich hatte Erde in den Schuhen!«

Gret lachte und schlug Sabine auf die Schulter. »Das kann dir net schade.«

Mit gerümpfter Nase rückte Sabine ihren Blazer zurecht.

Dann starrten sie für eine Weile wieder alle auf das Geld hinab.

»Aber eine Reise …« Marion wiegte den Kopf. »Das wäre sicher schwierig. Hertha hier kann ja kaum längere Strecken laufen, und Sabine muss ihre Blutwerte regelmäßig prüfen lassen. Und Anja, machst du nicht gerade Chemotherapie?«

»Nur noch zweimal, dann habe ich erst mal Pause, und danach soll ich mit Tabletten weitermachen.«

Sabine räusperte sich. »Ich habe mich schon vor einer Weile informiert über ärztliche Betreuung auf Reisen. Da gibt es viele Möglichkeiten …«

Gret sah von einer zur anderen. »Meint ihr das jetzt ernst? 'ne Weltreis?«

»Wir können keine richtige Weltreise machen«, sagte Marion. »Aber wir könnten uns auf jedem Kontinent ein Ziel aussuchen.«

»Ich finde die Idee nicht schlecht«, sagte Hertha leise.

»Wir müssten aber unsere Männer allein lassen«, gab Sabine zu bedenken.

Betretenes Schweigen senkte sich über den Tisch. Anja dachte an rosafarbene Unterhosen, gebrauchtes

Geschirr, das überall im Haus vergessen wurde, und an die ungebügelten Hemden, in denen Robert zur Arbeit gegangen war, während sie nach der OP im Krankenhaus gelegen hatte.

»Vielleicht täte ihnen das mal ganz gut«, sagte Marion schließlich. »Zu lernen, wie sie allein zurechtkommen. Ich habe das ja gemerkt bei meinem Peter …«

»Jetzt mach uns net wieder neidisch!«, unterbrach Gret sie. »Der Harald, der wird die Küh besser füttere wie sich selbst … Und das fremde Esse …«

»Davon bekommst du Sodbrennen«, beendete Sabine den Satz. »Wie viel ausländisches Essen hast du schon probiert, Margarete?«

»Mir waren mol beim Meckes.«

Anja hielt den Atem an und wartete, ob da noch etwas kam. Zählte McDonald's überhaupt als ausländisch? Durfte man behaupten, dass Fastfood die amerikanische Küche repräsentierte, oder beleidigte man damit die Amerikaner? Allerdings hatte Anja mal gehört, dass man dort drüben auch frittierte Schokoriegel aß. Leute, die frittierte Schokoriegel aßen, durften eigentlich nicht beleidigt sein, wenn man ihnen Geschmacksverirrung vorwarf.

Sabine schien eine Antwort in der Art schon erwartet zu haben und verdrehte bereits die Augen. »Sehr repräsentativ.«

»Bei der Asia-Woche«, fügte Gret verspätet hinzu.

Auf der anderen Seite des Tisches hustete Hertha, während Anja verzweifelt versuchte ein Grinsen zu verbergen.

»Niemand muss mit«, sagte Marion plötzlich vollkommen ernst. »Aber ich bitte jetzt mal um Handzeichen. Wer ist dafür, dass wir zum Andenken an Sieglinde versuchen, eine kleinere Version ihrer Weltreise zu machen?«

Anja zögerte. Jetzt, da es konkret wurde, kam ihr die Idee plötzlich dumm vor. Aber irgendwann würde Robert seine Wäsche so oder so selbst waschen müssen, oder nicht? Sie konnte nicht so tun, als wäre das keine Tatsache. Vielleicht wäre es wirklich gut, wenn er das schon mal üben konnte, während sie zumindest noch telefonisch erreichbar war. Auch wenn ihr davor grauste, ihn per Telefon beim Sortieren der Wäsche zu unterstützen. Aber vielleicht konnte Carolin ja auf ihrem Laptop so ein Videokonferenz-Ding einrichten, bei dem Anja sich immer vorkam wie plötzlich auf dem Raumschiff Enterprise gelandet. Der Erfinder des Internets würde sich bestimmt im Grabe umdrehen, falls er überhaupt schon tot war. Aber nach allem, was Anja so hörte, war Wäschesortieren bei weitem nicht das Blödeste, wofür seine Erfindung tagtäglich verwendet wurde.

»Anja?«

Als Anja aufsah, hatten Marion, Sabine und Hertha bereits die Hände gehoben. Sie seufzte und schloss sich ihnen an. Eine Reise tat ihr vielleicht auch ganz gut.

»Gret?«, fragte Marion.

Die Bäuerin brummelte etwas Unverständliches vor sich hin. Schließlich warf sie die Hände in die Luft. »Ach, von mir aus … Es is jo net mein Geld. Und wenn's einer verdient hätt, dann es Sieglinde.«

Anja sah sich in der Küche um. Die Rolle Tesa in ihrer Hand war fast leer, der Papierstapel auf dem Esstisch schon deutlich dünner geworden. Stattdessen fand man nun an der Spülmaschine Notizen wie: »Spezialsalz nachfüllen nicht vergessen!« Der Mixer war mit »Deckel fest zudrücken vor dem Anschalten, sonst fliegt er weg.« beschriftet. Am Herd klebte ein mit dickem Rotstift beschriebener Zettel: »Den Pfannenheber aus Plastik beim Braten NICHT in der Pfanne ablegen!« Darunter hatte sie mit normalem Kuli geschrieben: »Den Backofen bitte nach jedem Benutzen sauber machen! Je länger ihr wartet, desto fester brennt sich der Dreck ein.«

Das sollte hoffentlich reichen. Anja rückte ihre neue Perücke zurecht, die genau so aussah wie ihre alte Frisur. Experimente wagte man besser nur eines nach dem anderen, und die Weltreise war ein ziemlich großes. Dann nahm sie die Tesa-Rolle und ihren Zettelstapel und wanderte weiter durch den Flur, wo das Telefonschränkchen schon wieder halb unter Roberts Marathon-Büchern begraben war, und in die Waschküche, die auch als Vorratskammer diente. Sie schrieb auf einen Zettel »Nudeln«

und klebte ihn an eine Tür des Vorratsschranks. Auf einen weiteren schrieb sie »Konserven«. Dann nahm sie ein A4-Blatt und notierte genau, wie man welches Programm bei der Waschmaschine einstellte. Hatte sie noch irgendwas vergessen?

Ach ja … sie tauschte den Kuli wieder gegen den roten Filzstift und schrieb auf die Waschmittelpackung »Waschmittel« und auf den Weichspüler »Weichspüler«. Fleckensalz und das Wollwaschmittel schob sie sicherheitshalber auf dem Regalbrett ganz hinten an die Wand, damit es keine Verwechslungen gab.

»Mama?« Carolins Stimme schallte durch das Haus.

»Ich bin hier!«, rief Anja zurück. Dann sah sie sich noch mal um. Genügte das?

Die Tür zur Waschküche wurde lautstark aufgerissen, und Anjas Tochter stand im Rahmen. Sie beäugte die Zettel misstrauisch. »Kommst du? Sonst verpasst du noch deinen Flug.«

Anja nickte. Es würde reichen müssen. »Ich habe noch frische Staubsaugerbeutel gekauft. Die sind im …«

Carolin grinste. »Ich nehme an, die sind in dem Schrank, an dem ein Zettel mit der Aufschrift ›Staubsaugerbeutel‹ klebt.«

Verlegen räusperte sich Anja. Vielleicht hatte sie es ein wenig übertrieben. »Hilf deinem Vater, ja?«

Carolin lächelte. »Keine Sorge. Ich hab noch Semesterferien, bis du zurück bist. Wir werden nicht das Haus abfackeln, keine wilden Partys feiern und sogar irgendwann zwischendurch das Bad mal putzen. Versprochen.«

Anja räusperte sich noch etwas verlegener. »Ich habe es übertrieben, oder?«

Mit einem Grinsen winkte Carolin ab. »Nur ein bisschen.« Sie umarmte Anja, und kurz drückte diese ihre Tochter. »Es wird alles gut. Geh du in der Welt Spaß haben, wir machen das hier schon.«

Gemeinsam gingen sie in den Flur, wo Robert neben ihrem Koffer unruhig von einem Fuß auf den anderen trat. »Hast du auch alles eingepackt?«, fragte er.

Anja nickte. »Ich habe eine Liste gemacht, erinnerst du dich?«

»Und du bist sicher, dass dir das guttun wird?« Diese Frage hatte er in den letzten Tagen mehrmals gestellt. Auch die Reise war natürlich ein wichtiger Baustein im Kampf gegen den Krebs, genauso wie Rohkost und lustige Filme. Immerhin hatte Anja ihn mit diesem Argument überzeugen können, obwohl er anfangs Bedenken gegen die Reise gehabt hatte.

»Ich bin sicher, es wird sehr erholsam.« So ganz sicher war sie nicht, aber jetzt war es ohnehin zu spät, um es sich anders zu überlegen.

»Die Medikamente hast du auf jeden Fall dabei?«

Anja lächelte. Zumindest war sie nicht die Einzige, die es übertrieb. »Das Chemo-Medikament ist in meiner Handtasche.«

Sie hatte in der vorigen Woche angefangen, es zu nehmen. Bisher sah alles gut aus, abgesehen davon, dass ihr manchmal ein bisschen übel wurde. Der Arzt hatte sogar versprochen, dass ihre Haare wieder nachwachsen würden. Zusätzlich hatte sie eine Packung Schmerzmittel dabei, die Dr. Steiner ihr »nur für den Fall« verschrieben hatte. »Knochenmetastasen können manchmal schmerzen«, hatte er gesagt. »Und wir wollen ja nicht, dass die Biester Ihnen die Reise verderben.«

»Na, hoffentlich denken sie am Flughafen nicht, du willst Drogen schmuggeln.« Carolin schlüpfte schon in ihre Schuhe, und Anja beeilte sich, ihr zu folgen.

»Marion hat uns allen so ein Formular organisiert, das wir ausfüllen mussten, damit wir nicht wegen Medikamentenschmuggel festgenommen werden.« Anscheinend waren die Bestimmungen für die Einfuhr von Medikamenten bei manchen Ländern nicht ganz einfach herauszufinden gewesen. Marion hatte während der Treffen in den letzten Wochen ein wenig gestresst gewirkt, wenn man es untertrieben ausdrücken wollte.

»Es wird alles gut«, wiederholte Anja Carolins Worte von vorhin. Dummerweise sorgten sie nicht dafür, dass Robert aufgehört hätte, von einem Fuß auf den anderen zu treten. Und sie ließen auch den nervösen Klumpen in Anjas Magen nicht verschwinden. Was konnte schon schiefgehen, wenn fünf kranke Frauen eine Weltreise machen wollten?

Sie waren schon fast die Straße runter, als Anja nachsehen wollte, an welchem Terminal sie die anderen treffen sollte, und merkte, dass sie ihre Flugtickets vergessen hatte. Robert drehte um, Carolin sprang aus dem Auto und rannte ins Haus, rannte mit leeren Händen zurück, um noch einmal nachzufragen, wo genau die Tickets lagen, und schwenkte den kleinen Papierstapel beim zweiten Verlassen des Hauses triumphierend über dem Kopf.

Dann rasten sie in Richtung Flughafen.

Beim Schalter warteten die anderen schon neben einem Kofferwagen voller Gepäck. Anja vermutete in dem blitzblanken Alukoffer Sabines Gepäck. Der abgewetzte Koffer aus braunem Leder gehörte womöglich Gret.

Marion eilte ihr entgegen. »Gut, dass du es geschafft hast.«

Anja deutete auf Robert und Carolin. »Das sind mein Mann und meine Tochter.«

Marion begrüßte die beiden mit einem zerstreuten Lächeln. Dann musterte sie Anjas Koffer und die Handtasche, die sie als Handgepäck dabeihatte. »Hast du das Formular ausgefüllt?«

Anja kramte das Formular aus ihrer Handtasche, das in drei Sprachen versicherte, dass sie die aufgelisteten Medikamente nur zum eigenen Gebrauch mitführte. Zumindest hoffte sie das. Von dem spanischen und dem französischen Teil verstand sie nur hier und da einzelne Worte.

Marion nickte zufrieden. »Dann gehen wir jetzt das Gepäck abgeben, und dann müssen wir durch die Sicherheitskontrollen. Sabine sagt, so was dauert eine Weile.«

Gemeinsam schlenderten sie zu dem Kofferwagen. Hertha begrüßte Anja mit einem nervösen Lächeln. Sabine nickte ihr nur kurz zu, bevor sie sich wieder Gret zuwandte.

»Wie, ich kann keine Flasche Wasser mithole?«, fragte diese gerade.

Sabine seufzte. »Das hat Marion doch schon erklärt. Du darfst dir hinter den Sicherheitskontrollen im Duty-Free-Shop etwas zu trinken kaufen, aber nichts von zu Hause mitbringen. Sie haben Angst, dass sonst Leute in Getränkeflaschen Sprengstoff mitnehmen oder so.«

Das hatte Anja nie verstanden. Kleine Mengen Flüssigkeit durfte man mitnehmen, wenn man die entsprechenden Gefäße in eine Plastiktüte packte. Wie viel Flüssigsprengstoff konnte man schon brauchen, um ein Loch in ein Flugzeug zu sprengen? Und wie genau sollte die Plastiktüte verhindern, dass man ihn benutzte?

»Als tät ich aussehen wie einer von den Terroriste.« Gret wandte sich einem Mann mit Halbglatze zu, der stumm neben ihr stand. »Harald, seh ich aus wie so ein Terrorist?«

Ihr Mann machte nur eine Geste, die alles hätte bedeuten können.

Ein hochgewachsener, dünner Mann trat an Marions Seite. Er lächelte Anja freundlich zu, reichte erst ihr die Hand und dann Robert.

»Freut mich, Sie auch mal kennenzulernen, Anja. Und Sie müssen Robert sein.«

»Und Sie sind der perfekte Peter!«, rief Carolin dazwischen. Anja seufzte. Irgendetwas hatten sie bei der Erziehung dieses Mädchens doch falsch gemacht.

Peter lachte zum Glück nur. »Na ja … perfekt bin ich sicher nicht.« Wieder sah er Robert an. »Aber wenn Sie in den nächsten Wochen bei irgendetwas Hilfe brauchen sollten, melden Sie sich ruhig.«

Anjas Mann streckte die Brust ein wenig raus. Nun würde er beweisen wollen, dass er bestens allein klarkam, und den perfekten Peter nicht einmal dann um Hilfe bitten, wenn das gesamte Haus in Flammen stand. »Wir kommen schon zurecht. Es ist ja nur ein bisschen Haushalt.«

Und das von jemandem, der meinte, richtig hart gearbeitet zu haben, nachdem er den Tisch abgeräumt hatte …

Hertha schob sich langsam näher und räusperte sich so lange leise, bis Peter sich ihr zuwandte. »Vielleicht könnten Sie ein Auge auf meinen Heinz haben? Ich glaube, der weiß noch gar nicht, dass ich weg bin. Der hat geschlafen, als ich … na ja … vielleicht könnten Sie hin und wieder nach ihm schauen?«

Irrte sich Anja, oder wirkte Peters Lächeln plötzlich ein wenig gezwungen? Sie konnte es ihm nicht verdenken. Nach Herthas Heinz hätte sie auch nicht schauen wollen. Aber Peter nickte. »Natürlich.« Wirklich gut, der Mann.

»Alle mal herhören!« Marion hatte sich vor der Gruppe aufgebaut und schwenkte ein rotes Papierfähnchen. Wo hatte sie das bloß her?

»Wir müssen jetzt zur Gepäckabgabe! Folgt mir!« Damit drehte sie sich um und machte sich auf den Weg durch die Flughafenhalle. Das Fähnchen hielt sie hoch über ihrem Kopf.

Während sie sich in Bewegung setzten, schob sich Sabine neben Anja. »Sie hat das Fähnchen vorhin extra in einem der Läden gekauft. Ich glaube, sie hält das hier für so was wie eine Klassenfahrt.«

Anja lachte. »Solange sie uns nicht um zehn ins Bett schickt.«

Vor den Sicherheitskontrollen drückte Anja Robert und Carolin noch einmal an sich. »Ich melde mich heute Abend. Ich habe nachgesehen, in dem Hotel gibt es Internet.«

»Du weißt noch, was ich dir zu Skype erklärt habe, Mama?«, fragte Carolin.

Ihre Tochter hatte tatsächlich auf dem Tablet, das Anja dabeihatte, etwas eingerichtet, damit sie per Videokonferenz miteinander sprechen konnten. Sie würde durch die ganze Welt reisen, ohne je den Blickkontakt zum heimischen Sofa zu verlieren.

»Ich habe mir alles aufgeschrieben.«

»Anja, kommst du?«, rief Marion.

Anja schaute schnell zu den anderen hinüber, die sich bereits verabschiedet und in der Schlange angestellt hatten.

»Passt gut auf euch auf.« Noch einmal umarmte sie ihre Familie. »Und denk dran, Robert. Nicht Letzter werden beim Marathon.«

»Anja!«

»Ich komme!« Sie löste sich von Robert und Carolin und schloss sich ihren Reisegenossinnen an. Nun konnte das Abenteuer beginnen.

»Was en Scheißdreck.« Gret machte eine Geste, die die Sicherheitsleute und die Metalldetektoren einschloss. »Sehn wir denn aus wie Terroriste?«

Sabine verdrehte die Augen. Hertha räusperte sich und bemerkte vorsichtig: »Ich glaube, wenn sie wüssten, wie genau Terroristen aussehen, würde sie sie einfach festnehmen.«

»Han die net all en Handtuch aufm Kopp?«

Marion schnappte nach Luft. »Gret! So was kannst du nicht einfach sagen!«

Sabine schniefte. »Die Welt ist ein bisschen komplizierter als das, was sie im Fernsehen zeigen, Margarete.«

»Du hast auch ein Tuch auf dem Kopf«, sagte Hertha leise.

Anja musste grinsen, während Gret ihr geblümtes Kopftuch betastete.

»Das is ebbes anderes«, verkündete die Bäuerin schließlich überzeugt.

»Sie da! Bitte legen Sie Ihre Taschen auf das Band!«

Als Anja aufsah, bemerkte sie, dass sie bereits am Anfang des Transportbandes standen, das durch den Kasten des Röntgengerätes führte.

Gret drückte eine fleckige Stofftasche an ihre Brust. »Der gute Proviant!«

»Du kriegst ihn wieder.« Marion legte ihre Handtasche auf das Band, und Anja folgte ihrem Beispiel.

»Vorausgesetzt, du hast die Wasserflasche inzwischen ausgeräumt«, sagte Sabine spitz.

Gret schnaubte. »Die han ich dem Harald mitgegebe.«

Sabine und Hertha legten ihre Taschen auf das Band. Dann endlich trennte sich auch Gret von ihrem Proviant. Sie sah ihm besorgt nach, während er auf den metallenen Kasten zufuhr. Anja musste sie am Arm packen und mit zu dem Tor des Metalldetektors neben dem Band ziehen. Nacheinander traten sie hindurch.

Als der graue Rahmen um sie herum aufragte, wurde Anja noch ein wenig nervöser. Hatte sie an alles gedacht? War da nicht noch eine Eineuromünze in ihrer Tasche, die sie immer für den Einkaufswagen verwendete? Sie biss die Zähne zusammen und rechnete mit einem lauten Piepsen. Falls es überhaupt piepsen würde. Vielleicht löste dieses Ding auch stummen Alarm aus, und gleich würde aus heiterem Himmel jemand kommen und sie verhaften? Aber nichts geschah.

Erleichtert nahm Anja ihre Tasche wieder in Empfang und stellte sich zu den anderen, die schon hindurchgegangen waren.

Als Gret ihren Proviant nehmen wollte, trat ein junger Sicherheitsbeamter an sie heran. »Würden Sie bitte Ihre Tasche öffnen?«

Anjas Herz schlug mit einem Mal schneller. Neben ihr fuhr sich Marion mit der Hand durch das Gesicht. »Oh nein.«

»Wenn sie was finden«, flüsterte Hertha, »lassen sie uns dann trotzdem mitfliegen?«

»Meine Tasche geht Sie gar nix an«, zeterte Gret. Anja seufzte. Das würde die kürzeste Reise aller Zeiten werden.

Sabine trat vor. »Lass den Herrn deinen Proviant sehen, Margarete.« Sie schenkte dem Sicherheitsmann ein entschuldigendes Lächeln. »Sie ist noch nie geflogen.«

Der Mann schien sich bei diesen Worten zumindest ein bisschen zu entspannen. Dennoch beobachtete er wachsam, wie Gret schließlich ihre Tasche auspackte. Drei Äpfel kullerten auf das Ende des Bandes. Dann legte Gret eine Tüte mit geschmierten Broten daneben, eine kleine Tüte Gummibärchen, eine Packung Taschentücher … und dann kam ein länglicher Gegenstand, der in ein Küchentuch gewickelt war.

»Oh nein«, sagte Marion noch einmal.

»Können Sie das bitte auswickeln?« Der junge Beamte linste auf den länglichen Gegenstand, als könnte dieser sich jederzeit in eine Schlange verwandeln und ihn beißen.

Anja hielt den Atem an, während zuerst ein Plastikgriff und dann die Klinge eines Obstmessers zum Vorschein kamen.

»Du hast ein Obstmesser eingepackt?«, fragte Sabine fassungslos.

»Wie soll ich denn sonst die Äpfel schneide?«

»Das können Sie nicht mitnehmen«, sagte der Sicherheitsmann.

Sabine setzte ihr strahlendstes Lächeln auf. »Natürlich. Es tut mir schrecklich leid. Wie gesagt, sie fliegt zum ersten Mal.«

»Aber wie soll ich denn die Äpfel schneide?«, protestierte Gret.

»Du kannst sie einfach so essen«, sagte Sabine ungeduldig. »Du hast doch Zähne. Jetzt pack alles wieder ein, und lass das Messer hier.«

»Aber das gute Obstmesser.«

»Das kriegst du wieder, wenn wir zurückkommen«, behauptete Sabine. Anja war sich da nicht so sicher. Die Sicherheitsleute würden doch bestimmt kein Namensetikett draufkleben und es schön irgendwo einsortieren. Oder gab es im Flughafen ein Lager voller spitzer Gegenstände, Wasserflaschen und sonstiger Dinge, die irgendwer für die Grundausrüstung von Flugzeugentführern gehalten hatte?

Während Gret murrend ihre Tasche neu packte, sprach Sabine schnell und leise mit dem Sicherheitsmann. Was auch immer sie sagte, es vollbrachte offenbar das Wunder, dass der Mann die beiden Frauen schließlich weiterwinkte und keine von ihnen festgenommen wurde. Anja atmete auf.

»Ich weiß, warum ich sonst net fortfahre«, murrte Gret, als sie zum Rest der Gruppe stieß. »Hole die einem das Obstmesser weg …«

Marion schüttelte den Kopf. »Nach allem, was der Mann weiß, hättest du damit das Flugzeug entführen können!«

Unwillkürlich stellte Anja sich Gret vor, wie sie mit einem Obstmesser bewaffnet die Pilotenkabine stürmte. Das hätte interessante Schlagzeilen gegeben.

»Als ob ich aussehn tät wie ein Terrorist …«

Sabine verdrehte die Augen.

1. Station: Frankreich

Sie mussten zweimal das Flugzeug wechseln und dann ein Stück mit dem Zug fahren, bis sie in einem Ort namens Saint-Martin-Lys angekommen waren. Von dort nahmen sie ein Taxi in das Hotel, das Marion gebucht hatte. Es stellte sich als eine Ansammlung niedriger, gelbgestrichener Gebäude heraus, deren Baustil Sabine als »mediterran« bezeichnete. Anja hätte den Natursteinweg, der zu dem Gebäude mit der Rezeption führte, einfach hübsch genannt, aber Marion fand dafür Worte wie »pittoresk«. Diesmal verdrehte Gret die Augen.

Nach dem Einchecken fiel Anja sofort in ihrem Zimmer – Marion hatte für jede ein eigenes gebucht – auf das Bett. Ihr tat alles weh. Wie konnte es nur so anstrengend sein, einfach einen Tag lang zu sitzen? War das schon immer so anstrengend gewesen? Früher hatte ihr Körper nicht ständig gegen falsche Behandlung protestiert, egal, ob sie bei einem Campingausflug auf einer kaum aufgeblasenen Luftmatratze geschlafen oder stundenlang über die Nähmaschine gebeugt gesessen hatte. Wurde sie womöglich zusätzlich zu allem anderen auch noch alt? Oder waren das die Knochenmetastasen? Anja seufzte.

Sie meldete sich noch kurz bei Robert und Carolin, und sie versicherten einander, dass sie alle noch lebten. Dann schlief Anja schnell ein.

Der nächste Tag hielt eine Bootsfahrt bereit. Sabine rümpfte die Nase. »Ein bisschen schäbig.«

Sie standen vor einer Art Holzhütte, die sich in der Nähe eines Ortes namens Nantilla befand, ein Stück flussaufwärts von St. Martin Lys. An der Wand neben der Tür hatte jemand zwei Paddel über Kreuz aufgehängt, aber das war der einzige Hinweis, dass sie hier richtig waren. Ein Stück die abschüssige Wiese hinab, zwischen Bäumen, rauschte der Fluss. Er nannte sich Aude, was man aussprach wie Od, so viel hatte Anja inzwischen erfahren. Bis dahin war der einzige französische Fluss, den sie mit Namen kannte, die Seine gewesen. Bei näherer Betrachtung schien es nur logisch, dass die Franzosen mehr als ein fließendes Gewässer hatten, allerdings hatte sie nie zuvor darüber nachgedacht.

»Wo sind denn die anderen Teilnehmer dieser Tour?«, fragte Hertha.

»Wir sind die einzigen Teilnehmer«, erklärte Marion. »Ich habe für uns als Gruppe gebucht. Dann hat man ein Boot für sich allein.«

»Ich seh keine Boote.« Gret blickte sich demonstrativ um. Tatsächlich war die Wiese erstaunlich bootsfrei. Hätte nicht irgendjemand schon mal die Fahrt vorbereiten müssen?

»Die werden in dieser Hütte lagern«, vermutete Sabine.

Marion nickte. »Und da drin finden wir sicher auch … irgendjemanden.« Entschlossen setzte sie sich in Bewegung.

Drinnen fanden sie tatsächlich Boote. Große Schlauchboote, die an den Wänden hingen, und Kanus, die in Gestellen aus Holz übereinandergestapelt waren. Die Schlauchboote sahen gemütlich aus, fand Anja.

Auch hier hingen Paddel wie Trophäen. Dazwischen zog sich ein Schriftzug die Wand entlang: »Rafting et Canoë Nantilla.«

Am hinteren Ende des Raumes stand eine große Theke. Eine junge Frau kam dahinter hervor. Sie sagte irgendetwas auf Französisch. Anja verstand nur »Bonjour«.

»Bonjour«, erwiderte Marion. »Wir haben die Anfängertour gebucht.« Sie suchte nach Worten. »The beginners tour?«, versuchte sie es schließlich auf Englisch.

Die junge Frau lächelte und nickte. Das war immerhin universell. »Claude!«, rief sie in Richtung einer Tür in der Wand neben der Theke. Für eine Weile geschah nichts, dann öffnete sich die Tür, und ein Mann in Neoprenanzug und Schwimmweste trat heraus. Anja runzelte die Stirn.

»Tauche wolle wir aber net«, sprach Gret ihre Gedanken aus.

»Wenn er tauchen wollte, hätte er sicher keine Schwimmweste an«, warf Hertha ein.

Dennoch hatte Anja plötzlich ein flaues Gefühl im Magen. Für eine Bootsfahrt trug man doch kein Neopren, oder?

Sie schob sich zu Marion nach vorne. »Bist du sicher, dass du die Anfängertour gebucht hast?«

Marion nickte. »Ich habe dasselbe gebucht wie Sieglinde. Ich habe nicht viel recherchiert, weil es noch so viele andere Dinge zu tun gab, aber Sieglinde hat selbst gesagt, sie kann nicht paddeln. Also ist es ganz sicher die Anfängertour.«

Der Mann lächelte und sagte etwas auf Französisch. Anja warf Marion einen fragenden Blick zu. »Was hat er gesagt?«

Hinter ihr meldete sich Sabine zu Wort. »Wenn ich ihn richtig verstanden habe, bekommen wir jetzt erst mal eine Einführung ins Bootsfahren.«

»Siehst du.« Marion wirkte sehr erleichtert. »Es ist die Anfängertour.«

Etwas später trugen sie alle ebenfalls Neoprenanzüge und Schwimmwesten und saßen in einem Schlauchboot, das auf der Wiese vor der Holzhütte lag. Ihre normale Kleidung hatten sie in kleinen wasserdichten Tonnen verstaut. Anja drehte ihr Paddel nervös in den Händen. Die Sache mit dem Neoprenanzug kam ihr immer noch seltsam vor. Aber vielleicht hatten die Franzosen einfach sehr viel Angst, nass zu werden?

Neben ihr sah Sabine an sich hinab. »So was Unvorteilhaftes habe ich lange nicht mehr getragen.«

»Mir ist vor allem warm.« Hertha zupfte an der Vorderseite ihres Anzugs. Inzwischen stand die Sonne recht hoch am Himmel und gab sich alle Mühe, den Tag zu einem der wärmeren zu machen, die dieses Jahr bisher gesehen hatte.

»Auf dem Wasser ist es nachher sicher kühler«, sagte Anja. Dann wandte sie ihre Aufmerksamkeit wieder Claude, dem Tourguide, zu.

Der Franzose erklärte in einer seltsamen Mischung aus Englisch, Französisch, ein paar deutschen Worten und sehr vielen ausladenden Gesten, wie man richtig paddelte (man zog das Paddel von vorne nach hinten durchs Wasser, die nach innen gewölbte Seite des Paddelblatts zeigte dabei nach hinten) und was man tat, wenn man über Bord ging (Ruhe bewahren und Richtung Boot schwimmen). Sabine und Marion übersetzten, so gut sie konnten, während sich Gret darüber beschwerte, dass der Franzose so viel »Ausländisch schwätze« musste. Sie sollten sich ein paar einfache französische Kommandos merken, die wohl so viel wie »Stopp!«, »die linke Seite paddelt« und »die rechte Seite paddelt« bedeuteten. Insgesamt klang es nicht so schwer.

Dann wurden Sturzhelme ausgeteilt.

»Bist du wirklich ganz sicher, dass das eine normale Bootsfahrt ist?«, flüsterte Anja Marion zu.

Marion starrte verunsichert ihren Helm an. Er sah ein bisschen aus wie ein Fahrradhelm, nur dass er oben einige kreisförmig angeordnete Luftlöcher hatte. »Ich hätte mir das vielleicht genauer anschauen sollen. Aber Sieglinde wird doch nichts Gefährliches gebucht haben, oder? Sie war fast dreiundachtzig!«

Anja hätte nicht die Hand dafür ins Feuer gelegt, aber eine verunsicherte Marion war ein so beunruhigender Anblick, dass sie nur die Schultern hob und sich ein Lächeln abrang. »Vielleicht nehmen sie es hier mit der Sicherheit einfach sehr genau.«

Marion nickte eifrig. »Zum Radfahren trägt man immerhin auch einen Helm, trotzdem geht niemand davon aus, dass es ein gefährlicher Sport ist.« Das klang fast überzeugend.

Gemeinsam trugen sie das Boot zum Wasser. Tourguide Claude stieg hinten ein, während der Rest von ihnen auf dieselben Plätze kletterte wie zuvor auf der Wiese. Nur dass das Boot nun natürlich schwankte.

»Heidernei!«, fluchte Gret, als sie eher unelegant auf ihren Platz fiel. »Auf was han ich mich da nur eingelasse?«

Dann stieß Tourguide Claude das Boot vom Ufer ab. Und sofort wurde Grets Frage mehr oder weniger beantwortet: Die Strömung erfasste sie, und Anja spürte einen Ruck wie bei einem Auto, das abrupt anfuhr. Das war nichts, was man bei einem Boot spüren sollte, oder? Das Boot schwankte auf dem Wasser und drehte sich ein wenig. Auf dem Sitz hinter Anja stieß Hertha einen überraschten Schrei aus.

»Pagayons!«, rief Claude. Das Wort hatte Anja gelernt.

Es bedeutete »Paddeln wir!«. Sie stieß ihr Paddel ins Wasser und schaffte es sogar, fast synchron mit den anderen zu bleiben. Nach ein paar Paddelschlägen stabilisierte sich das Boot. Der Bug zeigte nun zuverlässig nach vorne, während es über kleine Wellen schoss. Gischt sprühte Anja ins Gesicht, und sie atmete auf, als sie einen Teil der Hitze vertrieb, die sich unter dem Neopren angestaut hatte. Anja warf einen Blick zur Seite und sah Gret grinsen. Marion dagegen klammerte sich so fest an ihr Paddel, dass ihre Fingerknöchel weiß hervortraten.

»Da kommt eine Welle!«, schrie Hertha.

Schnell sah Anja wieder nach vorne. Tatsächlich türmte sich vor ihnen etwas auf, das objektiv wahrscheinlich nicht mehr war als leichter Seegang auf der Nordsee, subjektiv aber an eine Tsunami-Mörderwelle erinnerte. Ihr eigener Herzschlag hallte in Anjas Ohren wider. »Das ist überhaupt keine normale Bootsfahrt!«

Sie hatte es ja gewusst. Sie hätte dieses Rafting vielleicht einfach mal in eine Suchmaschine im Internet eingeben sollen. Aber nun war es zu spät.

Der Bug wurde plötzlich in die Höhe gehoben. Wasser schwappte in das Boot, und nun verstand Anja, warum sie Neoprenanzüge trugen. Im nächsten Moment fielen sie in ein kleines Wellental, und Anjas Magen machte einen Satz.

»Es tut mir leid!«, rief Marion über das Rauschen des Wassers hinweg.

»Wir werden alle sterben!«, kreischte Hertha.

»Jetzt übertreib nicht. Das ist die Anfängertour.« Sabine saß hoch aufgerichtet auf ihrem Platz, unter dem Helm schauten einzelne Strähnen ihrer Perücke hervor und wehten im leichten Wind. Anja wurde neidisch. Sie war sich sicher, dass sie keine so gute Figur machte.

»Ich will net wisse, wie die Touren für die Fortgeschrittene aussehe!«

Auf die nächste Welle war Anja vorbereitet. Sie umklammerte ihr Paddel nun genauso fest wie Marion. Wieder hob sich das Boot. Instinktiv ging Anja diesmal mit, beugte sich ein wenig nach vorn auf dem Weg nach oben und ein wenig nach hinten, als es wieder abwärtsging. Überrascht blinzelte sie. Wenn man darauf eingestellt war, machte der Magen gar keinen Satz bis in die Kehle. Dann blieb nur ein kribbeliges Gefühl, das sie von Fahrgeschäften auf dem Jahrmarkt kannte. Dazu passte der Schrei, den Hertha diesmal ausstieß. Sie klang gar nicht mehr so ängstlich. Eher vergnügt.

Das Wasser beruhigte sich ein wenig, und Claude gab den Befehl, mit dem Paddeln aufzuhören. Eine Weile wurde das Boot von der Strömung den Fluss hinabgetragen.

»Es tut mir so leid«, sagte Marion wieder.

Gret grinste immer noch. »Lass sein. Is gut so.«

»Der Neoprenanzug ist schon ziemlich schrecklich«, ließ sich Sabine vernehmen. »Aber ich denke, eine normale Bootstour wäre langweiliger gewesen.«

Marion lachte nervös. »Langweilig ist nicht immer schlecht.«

»Welle!«, rief Hertha wieder. Diesmal schwang eindeutig Vorfreude in ihrer Stimme mit. Es war wohl etwas dran an dem Spruch, dass stille Wasser tief waren. So viel Abenteuerlust hätte Anja der kleinen Frau mit der Brille gar nicht zugetraut.

Wieder hob sich das Boot, und wieder spülte Wasser um Anjas Beine, während die Sonne sie von oben wärmte. Nun lachte auch sie. »Wenn ich Carolin hiervon erzähle, wird sie neidisch!«

»Allez, mesdames, pagayez!«, rief Claude.

»Aber …« Marion schüttelte den Kopf, während sie das Paddel ins Wasser stieß. »Könnt ihr euch Sieglinde bei so einer Fahrt vorstellen?«

»Oh ja«, sagte Sabine sofort.

»Es Sieglinde war schon immer ein bisschen verriggt«, stimmte Gret zu.

»Aber warum hat sie nicht gesagt, was für eine Art von Fahrt sie gebucht hat?«, fragte Marion.

Anja hob die Schultern. »Wahrscheinlich wollte sie nicht, dass wir uns Sorgen um sie machen.«

»Sie wollte ganz viel nachholen.« Herthas Stimme ging fast im Rauschen des Wassers unter, und Anja drehte sich halb zu ihr um. Auf den Gläsern von Herthas Brille glänzten Wassertropfen. »Hat sie mir mal gesagt. Sie hat gesagt, es gibt so viele Dinge, die man sich nicht traut, weil man Angst hat, es könnte was Schlimmes passieren.«

»Es könnte ja auch was Schlimmes passieren!«, rief Marion.

»Na ja …« Für einen Moment sah Hertha so aus, als wollte sie noch was sagen, dann hob sie die Schultern.

»Was hat Sieglinde noch gesagt?«, drängte Anja.

»Na ja …« Wieder zuckte Hertha mit den Schultern. »Sie hat gesagt, dann sitzt man da und hat sich nie was getraut. Aber es passiert einem trotzdem was Schlimmes, und man wird krank. Da hätte man sich genauso gut was trauen können, und es hätte sich zumindest gelohnt.« Hertha räusperte sich und wurde rot, als sie merkte, dass alle Blicke auf sie gerichtet waren. »Das hat sie gesagt, das wollte sie nachholen.«

Für eine Weile herrschte Schweigen im Boot.

»Ich schätze, da hatte Sieglinde nicht ganz unrecht«, sagte erstaunlicherweise ausgerechnet Sabine.

Dann schwappte eine Welle über Anja hinweg und riss sie von ihrem Platz. Sie tauchte unter, schluckte Wasser und klammerte sich an dem Erstbesten fest, was sie greifen konnte: ihrem Paddel. Ganz großartige Idee. Das schwamm wahrscheinlich schlechter als sie. Instinktiv strampelte sie mit den Beinen. Ihr Kopf durchbrach die Oberflache, und sie schnappte nach Luft.

Ruhe bewahren und zum Boot schwimmen. Einfach Ruhe bewahren und zum Boot schwimmen. Dummerweise war sie überhaupt nicht ruhig. Sie trieb in einem verdammten reißenden Fluss! Erst als sich ihr eine Hand entgegenstreckte, erkannte sie, dass sie überhaupt nicht zum Boot schwimmen musste. Es war direkt neben ihr. Claude packte sie und zog sie an Bord. Während sie versuchte, wieder zu Atem zu kommen, glaubte Anja, Sieglindes Stimme zu hören. *Das erzählen wir Robert lieber erst nach der Heimkehr, hm?*

Anjas Beine zitterten immer noch, als sie etwas später auf einem verschnörkelten Holzstuhl unter einem weißen Sonnenschirm saß. Irgendwie hatten sie es geschafft, die Eisenbahnbrücke von St. Martin Lys zu erreichen, den Endpunkt ihrer Bootstour. Sie hatten die Neoprenanzüge wieder gegen ihre normale Kleidung getauscht, und dann waren sie eine Gasse hinuntergewankt, die Marion wahrscheinlich als pittoresk bezeichnet hätte, wenn sie nicht immer noch zu sehr damit beschäftigt gewesen wäre, sich zu entschuldigen. In einem Café hatten sie alle einen doppelten Espresso bestellt. Alle außer Hertha.

»Ich darf keinen Kaffee trinken«, hatte sie erklärt. »Verdünnt das Blut zu sehr, verträgt sich nicht mit den Medikamenten.« Aber seit sie aus dem Schlauchboot geklettert war, leuchteten ihre Augen doppelt so hell wie sonst. Selbst ohne Kaffee und auch noch, während sie ein Cremedöschen hervorholte und ihre rissigen und teilweise blutenden Handflächen dick mit Salbe bestrich.

Als Marion das sah, wurde sie blass. »Oh nein, es tut mir so leid, Hertha!«

Hertha lächelte. »Das war's wirklich wert.« Ihr Lächeln verblasste, während sie von einem Mitglied der Gruppe zum anderen sah.

Anja ahnte, dass sie selbst einen ziemlich mitgenommenen Eindruck machte. Ihre Perücke ähnelte seit der Begegnung mit dem Fluss eher einem Wischmopp. Grets Gesicht war immer noch knallrot von der Anstrengung des Paddelns, und selbst Sabine sah etwas zerzaust aus. Marion war einfach nur blass und wirkte sehr zerknirscht.

»Ich meine«, sagte Hertha unsicher, »mir hat es Spaß gemacht. Ich weiß nicht, wie es euch geht …«

Gret grinste. »Ich han schon schlechtere Ausflüg gemacht.«

Sabine nickte. »Es war eine interessante Erfahrung.« Wie so oft bei Sabine war Anja sich nicht sicher, ob die Aussage ironisch gemeint war oder nicht.

Ängstlich blickte Hertha zu Anja herüber. Immerhin war sie diejenige, die fast ertrunken wäre. Na gut, nicht fast. Wahrscheinlich war es schwer zu ertrinken, während man eine Schwimmweste trug. Dafür waren die Dinger ja da. Um Leute vor dem Ertrinken zu bewahren. Anja war also nur diejenige, die etwas nasser geworden war als die anderen. Es war nichts Schlimmes passiert. Und Sieglinde hatte recht mit dem, wovon Hertha berichtet hatte. Man tat wahrscheinlich zu viele Dinge nicht, weil man Angst hatte, es könnte etwas Schlimmes passieren. Wenn sie nun bereuen würde, etwas getan zu haben, weil sie nachträglich Angst hatte, dass etwas Schlimmes hätte passieren können … da hätte Sieglinde nur noch den Kopf geschüttelt.

Langsam hörten sogar Anjas Knie auf zu zittern. Sie lächelte. »Sieglinde hätte es großartig gefunden. Also ist es gut, dass wir es gemacht haben.«

Bei diesen Worten hellte sich auch Marions Miene etwas auf. »Da hast du wahrscheinlich recht.«

Sabine schniefte. »Ich hoffe trotzdem, dass uns nicht noch mehr solcher Überraschungen bevorstehen.«

Eilig schüttelte Marion den Kopf. »Sieglindes Notizen zufolge wollte sie sich die Gegend hier ein wenig ansehen. Die malerischen Dörfer, Toulouse und dann die Steinzeithöhlen in Gargas.«

»Bei unsrem Glick müsse wir in den Höhlen klettern …«

Marion zog den Kopf ein Stück ein. »Ich schau das gleich nach. Aber ich glaube nicht. Ich dachte, wir mieten ein großes Auto und fahren einfach gemütlich Richtung Toulouse.« Sie zögerte einen Moment, dann fügte sie hinzu: »Dabei sollte nicht viel schiefgehen können.«

Sabine schniefte, und Anja musste grinsen.

»Warum eigentlich nicht Paris?«, fragte Anja. »Ich hätte gedacht, wenn man schon nach Frankreich reist, schaut man sich auch Paris an.«

Sabine schüttelte den Kopf. »Kannst du dir Sieglinde vorstellen, wie sie mit all den anderen Touristen den Eiffelturm fotografiert?«

Anja versuchte es, scheiterte aber. Wahrscheinlich hatte Sabine recht.

»Ich glaub, um den wird viel zu viel Fortgemachs drum gemacht«, sagte Gret. Anja übersetzte »zu viel Fortgemachs« für sich mit »ziemlich überbewertet«. Zumindest klang es danach. Wenn es nach Gret ging, war wahrscheinlich ganz Frankreich ziemlich überbewertet.

Der Vibrationsalarm eines Handys brummte, und Marion begann, in ihrer Tasche zu wühlen. Im selben Moment blieb die Bedienung an ihrem Tisch stehen. Mit Sabines Hilfe bestellte Anja sich ein Stück Kuchen (Kuchen auf Französisch war »gâteau«, wie ihr Sabine erklärte. Das war eindeutig ein wichtiges Wort). Das hatte sie sich nach dem Schreck verdient.

»Ich muss ebbes Anständiges esse!«, verkündete Gret. »Sabinche, frag mol, ob die Schnitzel han.«

Sabine seufzte, aber sie wandte sich an die Bedienung. Es folgte ein längerer Austausch auf Französisch, wobei Sabine immer wieder nach Worten suchte und mit beiden Händen die ungefähre Größe eines Schnitzels andeutete. Gab es überhaupt ein französisches Wort für Schnitzel? Schließlich schüttelte die Bedienung den Kopf.

Gret seufzte, als hätte sie sich so etwas schon gedacht, und murmelte etwas über ausländisches Essen.

»Sie haben Pommes«, sagte Sabine.

Gret rümpfte die Nase. »Pommes ohne Schnitzel? Außerdem wisse die bestimmt net, wie man anständige Pommes macht.«

Anja räusperte sich. »Ich glaube, Pommes sind eine französische Erfindung.«

Gret schnaubte. »Müsste die dann net französisch heiße? Pommes hört sich net französisch an.«

Sabine schüttelte einfach nur den Kopf.

In diesem Moment legte Marion ihr Handy auf den Tisch. »Wir haben ein Problem.«

Genauer gesagt hatte der perfekte Peter ein Problem, das sich nicht so einfach mit den hundertsechzig Zeichen einer SMS beschreiben ließ. Deshalb hatte er es nur angedeutet und um einen Rückruf gebeten. Die perfekte Methode, um einen netten Abend zu ruinieren. Anja blieb gerade genug Zeit, ihren Kuchen zu essen, bevor Marion es nicht mehr aushielt und unbedingt ins Hotel zurückmusste.

Dort versuchten Anja und Marion, über Anjas Tablet eine Vorwahl zu finden, mit der ein Telefonat nach Deutschland immerhin halbwegs bezahlbar bleiben würde. Nach der dritten unübersichtlichen Internetseite legte Anja das Tablet weg und schüttelte den Kopf. »Weißt du was, schreib ihm doch einfach, er soll zu Robert und Carolin gehen. Da kann er unser Skype verwenden.«

»Dieser Mann ist verrückt!«, empörte sich Peter wenig später. Die dazu passende aufgebrachte Geste wurde ruckelig und mit etwas Zeitverzögerung übertragen, was ihr einiges an Wirkung nahm. Hinter Peter sah Anja das vertraute Bücherregal in Roberts Arbeitszimmer, und von rechts und links linsten Robert und Carolin ins Bild.

»Welcher Mann?«, fragte Marion vorsichtig.

»Dieser Kramer!« Peter sprach den Namen aus, als bezeichnete er eine Krankheit.

Kramer, das war doch Herthas Nachname. Anja tauschte einen besorgten Blick mit Marion. »Herthas Heinz?«

»Genau der!«, ereiferte sich Peter. »Der stand plötzlich vor unserer Tür und meinte, wir hätten seine Frau entführt!«

Anja tauschte einen sehr besorgten Blick mit Marion. »Hat Hertha ihm erzählt, wo sie hinfährt?«

»Ganz bestimmt hat sie ihm das erzählt«, sagte Marion.

»Vielleicht war er betrunken?«, schlug Anja vorsichtig vor.

»Ganz sicher war der betrunken, so wie der gestunken hat«, mischte sich Peter wieder ein. »Er hat mich außerdem tätlich angegriffen!«

Marion schnappte erschrocken nach Luft. »Geht es dir gut?«

»Ich habe morgen auf jeden Fall blaue Flecken an den Armen. Er hat mich gepackt und geschüttelt.«

Anja konnte förmlich spüren, wie Marion sich neben ihr entspannte. Er neigte wohl etwas zu Übertreibungen, der perfekte Peter. »Und dann ist er gegangen?«

»Er ist gegangen, als ich gedroht habe, die Polizei zu rufen.« Peter atmete tief durch. Als er weitersprach, klang seine Stimme endlich ruhiger. »Ich will euch wirklich nicht die Reise ruinieren, Marion, aber könntest du deiner Freundin sagen, dass sie das irgendwie mit ihrem

Mann klären soll? Nicht auszudenken, wenn der Kerl noch mal hier auftaucht … Ich habe den Kindern schon gesagt, sie sollen die Tür nicht öffnen, wenn jemand klingelt, den sie nicht kennen.«

Marion seufzte und nickte. »Ich kümmere mich darum.«

Anja kam eine Idee, auch wenn sie noch nicht wusste, ob sie gut war. »Vielleicht …«, begann sie.

Alle sahen sie erwartungsvoll an, wobei die Personen auf der anderen Seite der Leitung das etwas zeitverzögert taten.

»Vielleicht können wir organisieren, dass die beiden auch skypen. Dann kann er sehen, dass es ihr gutgeht.« Sie machte eine kurze Pause. »Das prägt sich vielleicht besser ein, und er vergisst es nicht gleich wieder?«

Robert zog eine Grimasse, und Anja konnte es ihm nicht verdenken. Immerhin müsste er Heinz dafür ins Haus lassen. »Aber nicht, wenn er betrunken ist.«

»Klar. Nicht, wenn er betrunken ist.« Die Frage war nur, ob man Herthas Heinz irgendwann auch mal nüchtern antraf …

Sie fanden den Rest der Gruppe im Speisesaal des Hotels, der so dekoriert war, dass man sich fühlen sollte, als säße man draußen. Es gab viele Pflanzen, einen großen Zimmerbrunnen, und die Verkleidung ließ die Innenwände wie die gelbgestrichenen »mediterranen« Außenwände des Hotels wirken. In einigen Ecken entdeckte Anja sogar kleine Geckos aus Gips.

Doch die Art, wie Gret beim Betrachten der Speisekarte die Stirn runzelte, verhieß nichts Gutes. Ganz offensichtlich gab es auch hier kein Schnitzel, oder zumindest konnte sie es nicht finden.

»Wir müssen es ihr schonend beibringen«, sagte Marion.

Anja hatte kurz Mühe, sich gedanklich von den Schnitzeln loszureißen, die natürlich nicht gemeint waren. Dann nickte sie.

»Die han die Kart hier in zwei fremde Sprache, aber in keiner anständige«, beschwerte sich Gret zur Begrüßung.

»Sie meint, dass die Karte in Französisch und Englisch ist«, erklärte Sabine. »Was sie natürlich nicht versteht.«

»Wir haben schon herausgefunden, dass Englisch für Schnitzel Schnitzel ist«, fügte Hertha hinzu.

»Da han se wenigstens mol ebbes richtig gemacht«, erklärte Gret.

»Also gibt es tatsächlich Schnitzel hier?«, fragte Anja, während sie sich setzte.

Sabine nickte. »Margarete ist sich aber noch nicht sicher, ob man dem trauen kann.«

Auch Marion setzte sich, dann räusperte sie sich. »Hertha, dein Mann scheint sich ein bisschen … Sorgen um dich zu machen.«

Sofort wurde Herthas Miene ernst. »Was hat er angestellt?«

»Nichts«, beeilte sich Anja zu versichern. »Er war nur bei Marions Mann und wollte wissen, wo du bist.«

Marion nickte heftig. »Du hast ihm doch gesagt, dass du auf diese Reise gehst, oder?«

Hertha knetete ihre Hände, zuckte zusammen und legte sie flach auf den Tisch. Sie sahen immer noch etwas geschwollen aus. »Ich hab's ihm gesagt, und er hat auch gesagt, es ist kein Problem. Vielleicht hat er's aber wieder vergessen. Ich wollt's ihm noch mal sagen, als ich gegangen bin, aber dann hat er so fest geschlafen, und er wird immer so grantig, wenn man ihn weckt …«

»Und dann hast du dich einfach davongeschlichen?«, fragte Sabine.

Hertha starrte auf die hübsch gefaltete Serviette vor sich. »Ich hab ihm einen Zettel geschrieben. Aber vielleicht hat er den nicht gesehen.« Sie seufzte. »Vielleicht sollte ich heimfahren.«

Gret sah von der Karte auf und bedachte Hertha mit dem gleichen bösen Blick wie zuvor den Eintrag für das Schnitzel. »Nix da!«

»Ruf ihn doch einfach an, und erklär ihm noch mal alles«, sagte Marion. »Anjas Mann versucht außerdem, etwas zu organisieren, damit ihr per Videokonferenz miteinander sprechen könnt.«

Daraufhin wurde Hertha auf ihrem Stuhl nur noch kleiner. »So viele Umstände …«

Was hätte Sieglinde jetzt wohl gesagt? Wahrscheinlich wäre ihr etwas richtig Gutes eingefallen. Etwas Aufmunterndes. Selbst nachdem sie in einen reißenden Fluss gefallen wäre.

»Dein Mann is en Idiot«, sagte Gret. Das klang auch

sehr nach etwas, was Sieglinde hätte sagen können. »Lass dir von dem net den Spaß verderbe.«

»Wir regeln das«, versicherte Marion Hertha. »Keine Sorge.«

Drei Tage später hatten sie es immer noch nicht richtig geregelt, abgesehen von einer Nachricht, die Hertha auf dem Anrufbeantworter zu Hause hinterlassen hatte. Dafür hatten sie eine ganze Menge mehr von den Pyrenäen gesehen. Noch nie zuvor war Anja durch so viele malerische und pittoreske Orte gefahren.

Häuser aus Naturstein in den Tälern. Häuser aus Naturstein in hübscher Hanglage. Enge, kopfsteingepflasterte Straßen, durch die das Mietauto kaum durchpasste. Selbst in Disneyland hätte man keinen Bergdorf-Themenort bauen können, der so sehr nach altem Bergdorf ausgesehen hätte wie diese Ortschaften. Nach der dritten Ortschaft argwöhnte Anja sogar, dass die ganzen hübschen, aber für einen dauerhaften Wohnsitz sicher viel zu kleinen und engen Häuser nur für die Touristen noch standen. Irgendwo hinter den schneebedeckten Gipfeln mussten sich doch die Apartmentblocks und Shoppingcenter verstecken. Sie war tatsächlich ein wenig erleichtert, als sie schließlich vom Auto aus in der Ferne eine Ansammlung hässlicher Häuserblocks entdeckte. Sie gaben ihr das Gefühl, sich noch in der Realität zu bewegen.

Hertha füllte die Speicherkarte ihrer kleinen Kamera mit Fotos streunender Katzen vor malerischem Hintergrund, während Gret immer noch damit beschäftigt war, über das Essen zu meckern. Schnitzel konnten die Franzosen angeblich gar nicht zubereiten, ebenso wenig wie den Rest von Grets Lieblingsgerichten, von deren Beschreibung allein Anjas Arterien schon verstopften. Kohlrouladen, Dampfnudeln und Leberknödel. Nur die Pizza in einigen italienischen Restaurants, an denen sie vorbeikamen, schien essbar. Immerhin.

Als sie an einem Souvenirladen hielten, damit Marion Mitbringsel für ihre beiden Söhne kaufen konnte, nahm Anja eine Postkarte mit. »Liebe Sieglinde«, kritzelte sie in einem weiteren Restaurant darauf, während sie auf das Essen warteten. Gret hatte zuvor darüber geschimpft, dass es hier nicht mal Pizza gab. »Ich wünschte, du wärst hier.«

Marion sah, was Anja tat, und ließ sie alle auf der Karte unterschreiben. Danach saßen sie eine Weile schweigend um den Tisch.

Schließlich erreichten sie Toulouse, und Marion steuerte das Auto auf den Parkplatz von etwas, was aussah wie eine Apotheke. »Wartet kurz hier.«

Sie sprang aus dem Auto und verschwand in der Apotheke, während Anja und die anderen ihr verwirrt nachsahen.

»Was hat sie jetzt vor?«, fragte Hertha.

»Vielleicht braucht sie einfach eine Packung Aspirin«, vermutete Sabine.

Doch als Marion wiederkam, schob sie einen Rollstuhl vor sich her. Auf Kopfschmerzen deutete das schon mal nicht hin. Am Auto klappte sie ihn umständlich zusammen und schob ihn in den Kofferraum.

»Die kann man hier mieten«, erklärte sie währenddessen. »So kann Hertha die Stadttour machen, ohne dass ihr die Füße weh tun.«

»Aber dann müsst ihr mich ja schieben!«, rief Hertha.

»Kein Problem«, erklärte Gret. »Kann ich mache. Dann müsse die Leut einem wenigstens ausm Weg gehn.«

Anja konnte sich sehr gut vorstellen, wie Gret jedem mit dem Rollstuhl in die Hacken fuhr, der nicht schnell genug Platz machte. Sie bekam ein bisschen Mitleid mit Hertha, die darin sitzen musste.

»Du solltest nur nicht gerade in irgendeiner Kirche plötzlich aufstehen und herumlaufen«, sagte Sabine trocken. »Ansonsten fangen die Leute noch an, an Wunder zu glauben.«

Zwei Tage später stand Anja schon wieder für die Sicherheitskontrolle an einem Flughafen an, diesmal in Toulouse. In den letzten Tagen hatte sie so viele alte Gebäude – und sogar eine sehr alte Höhle mit steinzeitlichen Malereien – gesehen, dass ihr der Kopf brummte. Wie viele Kirchen hatten sie noch mal besichtigt? Wie viele gab es in Toulouse? In einer davon war Hertha tatsächlich aus dem Rollstuhl aufgestanden, und zwar, um eine Kerze anzuzünden. Sie hatte aber nur ein paar irritierte Blicke geerntet. Es war fast schon enttäuschend gewesen.

Sabine hatte daran gedacht, Grets Gepäck auf kritische Gegenstände zu untersuchen. Gerade zog sie eine

Flasche Apfelsaft aus der Stofftasche. »Für Apfelsaft gilt dasselbe wie für Wasser.«

Gret verzog das Gesicht, protestierte aber nicht, als Sabine die Flasche kurzerhand in einem Mülleimer verschwinden ließ. Anja konnte das Gefühl nicht abschütteln, dass sie sich damit nur verdächtig machte. Wenn Flaschen voller Flüssigkeiten generell als potentielle Sprengsätze galten, hatte Sabine soeben einen potentiellen Sprengsatz in einem Mülleimer platziert. Oder nicht? Anja schüttelte den Kopf und rieb sich die Schläfen. Flughäfen machten, dass man sich von paranoiden Menschen verfolgt fühlte.

»Freut ihr euch schon auf Amerika?«, fragte Marion hinter Anja. Während Anja sich nach der großen Besichtigungstour durch Toulouse und die Steinzeithöhlen von Gargas fühlte, als wäre sie einen Marathon gelaufen, schien sie Marion erfrischt zu haben. Zumindest hatte sie ihr Selbstbewusstsein wiedergewonnen, das ihr nach der Wildwasserfahrt abhandengekommen war. »Wir werden den Grand Canyon sehen!«, verkündete sie aufgeregt.

»Ich will mol hoffe, das Esse is da besser«, sagte Gret nur.

»Ich hoffe, da kommt man mit einem Rollstuhl hin«, sagte Hertha.

»Das habe ich nachgesehen!«, erklärte Marion stolz. »Man kommt fast überall mit dem Rollstuhl hin und muss auch nicht klettern, ich verspreche es.«

2. Station: Amerika

Nach Flughäfen waren Flugzeuge eindeutig der größte Nachteil am Reisen. Während Anja vergeblich versuchte, die Beine ganz auszustrecken und es sich auf ihrem Sitz neben Sabine gemütlich zu machen, beschloss sie, dass sie das Fliegen insgesamt hasste. Für etwas, was Unmengen an Geld kostete und wofür man Stunden anstand, war es schon erstaunlich unbequem.

Es half nicht, dass irgendjemand es für eine gute Idee gehalten hatte, im Bordkino *Snakes on a Plane* zu zeigen, den Anja sich aus purer Langeweile angesehen hatte. Nun zuckte sie immer wieder zusammen, weil sie zu spüren glaubte, wie etwas ihren Knöchel berührte. Es half auch nicht, dass man mit einem Zwischenstopp von Toulouse bis Phoenix, wo sie aussteigen würden, fast achtzehn Stunden brauchte. Und es half ganz sicher nicht, dass fünfzehn davon schon rum waren. Anjas innere Uhr teilte ihr sehr hartnäckig mit, dass es eigentlich schon tiefste Nacht war, draußen über den Wolken strahlte aber noch immer die Sonne. Dies war im ganz wörtlichen Sinne der längste Tag ihres Lebens. Es war seit fast vierundzwanzig Stunden hell.

Sie seufzte und kramte ein Buch hervor, das sie in einer winzigen deutschen Abteilung in einem Buchladen in Toulouse gefunden hatte. Der Titel lautete: *Loslassen – mit mehr Freude ins Leben.* Es handelte davon, wie man aufhörte, die Probleme anderer Leute zu den eigenen zu machen. Sie hatte gehofft, es würde ihr ein wenig die Angst nehmen, dass Robert und Carolin in ihrer Abwesenheit etwas Schreckliches anstellten. Lustlos blätterte Anja nun darin. Vielleicht hätte sie das Geld doch besser für eine Schneekugel mit der Kathedrale von Toulouse ausgeben sollen, wie Hertha es getan hatte.

Als Anja schließlich aus dem Phoenix Airport wankte, war sie davon überzeugt, dass diese Reise die dämlichste Idee war, die sie je gehabt hatte. Oder die Sieglinde je gehabt hatte. Allerdings war es schwer, Leuten böse zu sein, die tot waren. Während Anja hinter den anderen aus dem Flughafengebäude trat, dachte sie darüber nach, wen sie vielleicht noch für ihren Jetlag und die schmerzenden Beine verantwortlich machen konnte. Dann sah sie die Palmen am Straßenrand.

Sie blieb stehen. Sie hatte noch nie echte Palmen gesehen – abgesehen von der traurigen Yukka-Palme in ihrem Wohnzimmer, aber die zählte nicht. Diese echten Palmen hier waren mindestens vier Meter hoch. Sie standen rechts und links der Straße wie zu Hause Kastanien, Platanen oder Pappeln. Die Leute gingen daran vorbei, als wären diese Palmen das Selbstverständlichste, was an einem Straßenrand stehen konnte. Wahrscheinlich waren sie in dieser Gegend selbstverständlich.

Vielleicht fand Anja das vor allem deshalb so erstaunlich, weil sie bereits zu lange wach und ihr Zeitempfinden gehörig aus dem Gleichgewicht geraten war. Aber in diesem Moment kam ihr der Flug gar nicht mehr so schlimm vor. Sie stand unter Palmen! Echten Palmen. Es wäre perfekt gewesen, wenn sie nicht in diesem Moment daran gedacht hätte, dass eigentlich Sieglinde unter diesen Palmen hätte stehen sollen. Anja seufzte und versuchte, den Anblick an ihrer Stelle zu genießen. Als sie im Hotel auf ihr Bett fiel, wusste sie wieder, warum Sieglinde die Reise hatte unternehmen wollen.

Am nächsten Tag stand Anja früh auf, um mit Robert zu reden, der gerade von der Arbeit kam.

»Ich glaube, ich sollte langsam mal Wäsche waschen«, kündigte er an, nachdem sie einander versichert hatten, dass sie noch lebten und es ihnen gutging, und Robert ganz stolz berichtet hatte, er habe tatsächlich mal wieder ein wenig für den Marathon trainiert, der nächste Woche stattfinden sollte.

Anja hatte sich schon gewundert, warum bisher keine Fragen zum Wäschewaschen gekommen waren. Sie sah den Wäschekorb vor sich, der überquellen musste nach der knappen Woche, die sie jetzt schon unterwegs war.

»Helle oder dunkle?«, fragte sie. Mehr Unterscheidungen hatte sie Robert nie beibringen können. Wenn sie Worte wie »Kochwäsche« oder »Feinwäsche« in seiner Gegenwart verwendete, wurden seine Augen glasig, und er starrte ins Leere.

»Wir haben mehr helle«, sagte Robert. »Carolin war am See schwimmen, und sie hat dieses riesige Handtuch verwendet. Das hängt jetzt seit ein paar Tagen über dem Badewannenrand, weil im Korb kein Platz mehr ist.«

Anja bemühte sich, nicht die Augen zu verdrehen, und war froh, dass sie nicht da war. In dem Buch, das sie im Flugzeug gelesen hatte, stand, wenn man wolle, dass andere Leute um einen herum auch etwas täten, müsse man aufhören, ihnen hinterherzuräumen. Aber der Anblick des unaufgeräumten Handtuchs hätte sie Tag für Tag kribbelig gemacht. Warum störte Robert und Carolin so etwas nicht? Wie konnte man jeden Tag in einem Bad Zähne putzen, in dem ein Handtuch über dem Badewannenrand hing? Dann erst ging ihr auf, von welchem Handtuch Robert sprach.

»Das mit den bunten Blütenblättern?«

Ihr Mann nickte.

»Das kommt nicht in die helle Wäsche!« Es mochte nur ein Handtuch sein, trotzdem hatte Anja das Gefühl, gerade eine Katastrophe abgewendet zu haben.

Robert runzelte die Stirn. »Aber es ist doch größtenteils weiß. Ich dachte, ich hätte das gerade verstanden …«

»Die Blütenblätter färben ab. Es ist wirklich nicht schwer, Robert. Du musst nach kräftigen Farben schauen. Kräftige Farben tendieren eher dazu abzufärben. Deshalb dürfen sie nicht zur hellen Wäsche.«

Aber sein Blick wurde schon wieder glasig, und er starrte mit leerem Gesichtsausdruck einen Punkt rechts von der Kamera an.

Anja seufzte. »Soll ich dir beim Sortieren helfen?«

Eilig schüttelte Robert den Kopf. »Genieß du deine Reise. Ich bekomme das schon hin.«

Anja öffnete den Mund, um zu protestieren, doch dann zwang sie sich, ihn zu schließen. Es war nicht ihr Problem, wenn auch seine Hemden seltsame Farben annahmen. Gut, eigentlich war es doch ihr Problem, denn sie würde dafür sorgen müssen, dass er neue Hemden kaufte, was er hasste. Aber sie musste es ihn selbst herausfinden lassen, oder? So wie es in dem Buch stand. Das nannte sich pädagogisches Vorgehen. So wie Carolin als Kind so lange versucht hatte, ihr Glas voller als voll zu machen, bis sie einmal eine Überschwemmung in der Küche angerichtet hatte. Sie hatte einfach nicht glauben wollen, dass die Flüssigkeit überlaufen würde. Popcorn konnte man ja auch bis zum Überquellen in eine Schüssel füllen.

»Ist auch Carolins Abi-T-Shirt dabei?«, fragte Anja trotzdem. Für pädagogisch wertvolle Maßnahmen war später noch Zeit. »Der Schriftzug blättert ab, und dann hat man überall diese seltsamen Krümel. Das solltest du vielleicht extra waschen.«

Als sie damit fertig waren, die verschiedenen Wäschestücke durchzugehen, war es schon fast Zeit fürs Frühstück. Anja machte sich zurecht und schüttelte ihre Perücke aus, die sie im Bad an einen Haken gehängt hatte. Mit einem Fön und vorsichtigem Kämmen hatte Sabine sie wieder hinbekommen, auch wenn sie immer noch ein wenig zerzaust aussah.

Im Speisesaal saßen die anderen schon beim Essen. Sabine und Marion steckten gerade die Köpfe zusammen, während Gret in erstaunlicher Geschwindigkeit und mit seligem Gesichtsausdruck Essen in sich hineinschaufelte. Das war ein ungewohnter Anblick. Sie entdeckte Anja und winkte kurz mit ihrer Gabel, auf der etwas steckte, was nach einem Stück gebratenem Fleisch aussah.

»Die han gebratenen Speck! Mit gekleppertem Ei!«

»Zum Frühstück?«, fragte Anja, während sie sich setzte. Gekleppertes Ei war Rührei, soweit sie wusste. Es sah auch so aus. Allein von dem Geruch, der von Grets Teller herüberwehte, wurde ihr ein wenig anders. Gret nickte kauend. Eilig schenkte Anja sich Kaffee ein und versuchte, damit das Speckaroma ein wenig zu überdecken.

»Das Frühstücksbuffet ist schrecklich«, raunte Hertha Anja zu. »Die haben hier nicht mal richtiges Brot. Das ist irgendwie mehr wie …«

»Matratzengummi«, half Gret mit vollem Mund aus. »Aber dat lo…« Sie deutete auf ihren Teller und hielt dann einen Daumen hoch.

Anja starrte in ihre Kaffeetasse und fragte sich, ob es überhaupt die Mühe wert war, mehr zu frühstücken als genau das. Bei Kaffee konnte man nicht viel falsch machen, oder? Allerdings waren Kaffee pur und die Chemotablette, die sie an diesem Morgen nehmen musste, sicher keine gute Kombination.

»Es gibt aber immerhin so eine Art Brötchen mit Loch in der Mitte«, fuhr Hertha fort. »Die sind in Ordnung, nur etwas schwer zu belegen.«

»Wir werden also nicht verhungern.« Und hoffentlich wurde ihr nach der Tablette nicht endgültig schlecht von dem Speckgeruch. Anja sah zu Sabine und Marion hinüber, die immer noch die Köpfe zusammensteckten. Aus dieser Richtung fehlte bisher ein bissiger Kommentar.

»Sabine muss heute ihre Blutwerte prüfen lassen«, erklärte Hertha. »Sie versuchen gerade herauszufinden, wie man am besten zu dem Arzt kommt, den Marion von zu Hause aus rausgesucht hat.«

Anja runzelte die Stirn. »Wie wertet denn ein fremder Arzt ihre Blutwerte richtig aus? Der weiß doch gar nicht, wie die vorher aussahen.«

Endlich sah Sabine auf. »Er faxt sie an meinen Hausarzt. Der wertet sie aus und sagt mir dann Bescheid, was dabei herausgekommen ist.«

»Deine Blutwerte machen eine halbe Weltreise?«

Sabine lächelte schwach. »Sieht ganz danach aus.«

»Sabinche will weiter reise wie wir alle.«

Sabine stand auf. »Wir sehen uns später.«

In diesem Moment brummte das Handy in Anjas Handtasche. Sie kramte umständlich danach und entdeckte eine SMS von Carolin. *Heinz der Schreckliche ist hier*, stand da. *Zeit zum Skypen?*

»Hertha«, sagte Anja langsam. »Deine Person ist gefragt.«

Heinz der Schreckliche war nicht einfach nur da. Als sich auf dem Tablet in Anjas Zimmer die Verbindung aufgebaut hatte, erblickten Hertha und sie zuallererst Heinz Kramer, der die Unterlagen auf Roberts Schreibtisch durchwühlte. Robert war vollauf damit beschäftigt, ihm Zettel und Dokumente wegzunehmen und sie außer Reichweite zu bringen.

»Ich sage Ihnen noch mal, das ist keine Verschwörung!«, rief er gerade. »Und Sie werden hier nichts über Ihre Frau finden!«

Hertha schlug sich die Hände vor den Mund. »Heinz!«

Sofort hielten beide Männer inne. Heinz drehte sich langsam zur Webcam um. Er war unrasiert und strubbelig, aber dafür, dass Anja ein menschliches Wrack erwartet hatte, sah er recht gut aus. Nur sein Blick war glasig, wenn auch auf eine ganz andere Art als bei Robert, wenn sie versuchte, ihm die Feinheiten des Wäschewaschens beizubringen.

»Hertha, wo bleibsten du?«, nuschelte er. »Der Kühlschrank is leer …«

Hertha schob die Brille auf ihrer Nase zurecht, schien aber den richtigen Platz nicht zu finden. »Hast du die Liste nicht gefunden mit den Sachen, die du dir leicht selbst machen kannst? Und du weißt ja, wo der Aldi ist, oder?«

Immerhin hatte Anja nicht als Einzige Zettel und Listen hinterlassen.

»Warum kommstn du nich heim?«, nuschelte Heinz.

»Ich bin in Amerika, Heinz. Ich bin für sechs Wochen weg. Wir haben darüber geredet, erinnerst du dich?«

»Ham wa nich … einfach verschwunden biste.« Heinz sackte auf eine Art vor dem Computer zusammen, dass man fast Mitleid mit ihm bekommen konnte. Robert tätschelte ihm unbeholfen die Schulter.

»Oh, es tut mir leid«, sagte Hertha. Anja war sich nicht sicher, wofür genau sie sich entschuldigte. »Vielleicht sollte ich doch …«

»Ich habe gerade heute eingekauft«, mischte sich Robert ein, und Anja war mit einem Mal sehr stolz auf ihren Mann.

»Darunter war auch …« Er räusperte sich. »Eine ganze Menge Tiefkühlpizza. Wir können vielleicht einfach ein bisschen was abgeben. Für den Anfang.«

»Nicht die Hawaii-Pizza!«, rief Carolin irgendwo außerhalb des Sichtbereichs der Kamera.

Anja kam ein Verdacht. »Sagt mal, was habt ihr eigentlich in letzter Zeit gegessen?«

Robert wirkte nun sehr verlegen. »Ähm … Pizza.«

»Wir waren auch beim Chinesen!«, meldete sich Carolin wieder zu Wort. »Und bei diesem guten Dönerladen. Und dann hat ein Grieche neben der Post aufgemacht, den mussten wir ausprobieren.«

Anja fuhr sich mit der Hand über das Gesicht. »Ihr habt nichts selbst gekocht.«

»Na ja …«, sagte Robert.

»Wann kommste heim?«, nuschelte Heinz dazwischen.

»In fünf Wochen«, erklärte Hertha. »Aber ich kann auch …«

Diesmal unterbrach Anja sie. »Ich bin sicher, unsere Männer regeln das ohne unsere Hilfe.« Auch wenn sie sich einen Monat lang nur von Tiefkühlpizza und Restaurantessen ernähren würden, wie es schien. Aber wenn Robert und Carolin nach einer Weile üble Magenbeschwerden bekamen, war das auch nicht ihr Problem, oder? Die beiden konnten selbst entscheiden, was sie essen wollten. Und wenn es ihnen nicht bekam, hatte das sicher einen pädagogisch wertvollen Lerneffekt. Aber vielleicht konnte sie trotzdem den perfekten Peter bitten, mal zu einem gemeinsamen Essen einzuladen? Der konnte doch bestimmt kochen. Oder Grets Mann, Harald. Aber der machte im Zweifelsfall Leberklöße und Ähnliches, Grets Essvorlieben nach zu urteilen. Da würde Carolin in den Hungerstreik treten.

»Was is'n das für 'ne komische Idee, einfach nach Amerika abzuhauen«, beschwerte sich Heinz.

»Ich bin nicht abgehauen«, sagte Hertha. »Ich mache Urlaub, verstehst du.«

Darüber schien Heinz eine Weile nachzudenken. »Ach ja«, murmelte er schließlich. »Die blöde Idee.«

Neben Anja atmete Hertha auf. »Erinnerst du dich wieder?«

Heinz nickte. »Ja. Echt 'ne blöde Idee.«

Robert zog eine Augenbraue hoch, und Anja hob zur Antwort die Schultern. Solange Heinz der Schreckliche nicht mehr meinte, man hätte seine Frau entführt, konnte er die Reise ihretwegen gerne für eine blöde Idee halten.

Robert klatschte in die Hände. »Da das jetzt geklärt ist«, sagte er betont fröhlich, »machen wir uns mal dran, die Pizza einzupacken.«

Heinz sah nur mäßig begeistert aus, aber er nickte. »Amerika ...«, murmelte er noch einmal abfällig.

Anja starrte den sandigen Pfad hinunter. Am Rand des Canyons, wo er begann, stand auf einem hölzernen Wegweiser »Bright Angel Trail«. Gemeinsam mit Sabine hatte sie den Namen als »Heller Engelpfad« übersetzt. Sie wusste nicht, warum man sich diesen Namen für einen Wanderpfad ausgedacht hatte und ob die Erwähnung von Engeln in diesem Zusammenhang sie beruhigen oder verunsichern sollte.

Links vom Pfad ging es auf jeden Fall beunruhigend tief abwärts, auch wenn Anja zugeben musste, dass die Aussicht auf die von spärlichem Grün bewachsenen felsigen Sandsteinhänge des Tals ziemlich beeindruckend war. Dahinter erstreckten sich die Plateaus und seltsam eckigen Felsformationen des Grand Canyon, so weit das Auge reichte. Ein Geländer zwischen ihr und dieser atemberaubenden Aussicht, und sie wäre glücklich gewesen. Die Amerikaner hielten Geländer aber wohl für unnötig.

Marion stellte sich neben den Wegweiser und hob die Arme. »Alle mal herhören, bitte!«

»Ich glaube, sie hält das wirklich für eine Klassenfahrt«, murmelte Sabine. Anja musste grinsen.

»Ihr habt alle zwei Flaschen Wasser dabei, hoffe ich. Das ist wichtig, weil man beim Wandern schneller austrocknet, als man denkt. Vor allem wenn man so schnell solche Höhenunterschiede überwindet wie hier.«

»Verzähl das mol den Leut vom Flughafe«, murmelte Gret.

Anja räusperte sich. »Im Flugzeug wandert man ziemlich wenig.« Der Rucksack, den sie trug, war aufgrund von Wasserflaschen, Proviant und einigen anderen Dingen ziemlich schwer.

»Ihr müsst außerdem regelmäßig essen, wenn ihr etwas trinkt«, fuhr Marion fort. »Auch wenn ihr keinen Hunger habt. Das steht in dieser Broschüre hier.« Sie wedelte mit einem Flyer. »So wie ich das verstanden habe, verbraucht man hier beim Wandern auch mehr Energie, als man denkt.« Sie wandte sich Sabine zu. »Das ist vor allem wichtig für dich, Sabine.«

Sabines Blutwerte waren nicht sonderlich gut ausgefallen. Zu wenig Eisen, soweit Anja es mitbekommen hatte. Sabine schob das auf den Jetlag und das schlechte Flugzeugessen, aber Marion musste sich seit dieser Neuigkeit ständig vergewissern, dass Sabine noch aufrecht stand.

»Wir gehen nicht bis zum Fluss runter«, sagte Marion. »Das wäre zu weit. Wir gehen bis zum Drei-Meilen-Rasthaus, und dann machen wir kehrt.«

»Wie viel sind drei Meilen?«, flüsterte Hertha.

Anja hob die Schultern. »Im Zweifelsfall viel weniger, als man meint, so wie bei den Temperaturangaben. Da klingt ja auch immer alles viel heißer, als es ist.« Sie wusste nicht, warum die Amerikaner sich strikt weigerten, dieselben Maßeinheiten zu verwenden wie der Rest der Welt, aber es machte die einfachsten Dinge plötzlich erstaunlich kompliziert. Als sie gehört hatte, es könne im Grand Canyon um diese Jahreszeit durchaus siebzig Grad warm werden, hatte sie sich ziemlich erschrocken. Bis Sabine ihr von einem gewissen Herrn Fahrenheit erzählt hatte, der offensichtlich der Meinung gewesen war, ein viel besseres System für Temperaturangaben entwickelt zu haben als Celsius. Und sich damit in Amerika durchgesetzt hatte.

»Habt ihr noch irgendwelche Fragen?«, fragte Marion.

Gret meldete sich, als wäre sie in der Schule. »Wo gibt's ebbes zu esse?«

Neben Anja verdrehte Sabine die Augen.

Wenig später gingen sie den sandigen Pfad entlang. Gret schob Herthas neuen Rollstuhl, den sie wieder in einer Apotheke gemietet hatten, während Hertha immer dann quietschte, wenn sie meinte, sie käme der Kante zu nah.

»Der Weg ist net grad breit, Hertha. Ich kann dich jo net in den Fels hier fahre.«

Genauso steil, wie es links von ihnen abwärtsging, erhob sich rechts von ihnen eine Wand aus rauem Sandstein. Anja ließ beim Gehen die Fingerspitzen darübergleiten. Das würde sie zwar auch nicht retten, wenn sie wirklich blöd stolperte und fiel, aber es gab ihr ein wenig Sicherheit.

Marion machte Fotos von der Aussicht, während Hertha aufgeregt auf ein Tier tief unter ihnen deutete, das ein bisschen wie eine Ziege aussah. Es balancierte auf einem Felsen, der ziemlich wackelig am Hang zu liegen schien. Manche Lebewesen hatten einfach nicht genug Respekt vor den Gesetzen der Schwerkraft, fand Anja. Dann sprang es leichtfüßig davon und verschwand tiefer im Tal.

»Ich glaube, das war ein Großhornschaf«, erklärte Marion.

»Die kann man nicht essen, Margarete«, warf Sabine ein.

»Schaf schmeckt jo auch net«, erwiderte Gret nur. Schaf und Lamm gehörte bei ihr also in dieselbe Kategorie wie französisches Essen.

Nach kurzer Zeit erreichten sie einen Felsüberhang, der den Weg komplett versperrt hätte, wenn nicht irgendwann jemand einen Tunnel hindurchgeschlagen hätte. Anja entdeckte daneben noch ein kleineres Loch, das wie zufällig entstanden ebenfalls komplett durch den Fels ging. Als wäre die Natur der Meinung gewesen, wo ein Durchgang war, brauche es auch ein Fenster. Im Tunnel nahm sie die Hand von der Wand und atmete auf. Kaum öffnete sich der Stein wieder um sie herum, huschte eine riesige Eidechse über den Weg. Anja sah ihr mit großen Augen nach.

»War das eine Art Leguan?«

»Von denen habe ich gelesen!«, rief Marion. »Die nennen sich Chuckwallas oder so.«

»Wer hat sich den Namen denn ausgedacht?«, fragte Gret.

»Vorsicht, Stufe!«, rief Hertha plötzlich. Tatsächlich machte der Weg vor ihnen einen leichten Knick, und ein paar niedrige Stufen sollten den Wanderern über die Steigung helfen.

»Es tut mir leid«, sagte Marion schon wieder. »Es hieß, der Weg sei rollstuhlgeeignet.«

»Is jo kein Ding«, sagte Gret. »Die paar Stufe.«

Über die ersten paar konnte man den Rollstuhl sogar noch schieben. Dann stand Hertha unter den Blicken einiger sehr irritierter Amerikaner auf, damit Gret den Rollstuhl bis zum nächsten ebenen Stück tragen konnte. Schließlich setzten sie ihren Weg fort, nicht ohne dabei über die verwirrten Blicke der anderen Touristen zu kichern, wie Carolin das manchmal mit ihren Freundinnen tat.

Anja kam sich albern vor, fühlte sich gleichzeitig aber auch irgendwie leicht und befreit. Mit Robert hatte sie sicher keine Scherze machen können, bei denen Rollstühle eine Rolle spielten. Aber Hertha brauchte nun mal einen. Mussten sie deshalb einen Trauerzug bilden, um ja die Ernsthaftigkeit einer Gehbehinderung nicht zu verkennen?

»Wie die geschaut haben«, flüsterte Hertha. Anja nickte grinsend. Erst nach einer Weile bemerkte sie, dass sie nicht mehr haltsuchend nach dem Fels griff.

»Sieglinde hatte dafür irgendwie Talent«, sagte Hertha aus dem Rollstuhl, den Gret neben Anja herschob.

Mühsam riss sich Anja vom Anblick der Gesteinsschichten in unterschiedlichen Farben los, die sich überall dort erstreckten, wo keine Vegetation war. Sie schienen sanfte, erstarrte Wellen zu bilden. »Hm?«

Hertha starrte ein bisschen verlegen auf ihre Füße. »Na ja … ich meine nur … sie hatte ganz Amerika zur Auswahl, aber sie wollte hierher. Weißt du?«

»Es Sieglinde hatte Geschmack«, stimmte Gret zu.

Anja nickte. »Ich bin auch froh, dass sie keine reine Städtereise geplant hatte.« Nur solche Besichtigungstouren wie durch Toulouse, das hätten ihr ihre Füße wahrscheinlich nie verziehen.

Vor ihnen blieb Marion stehen und drehte sich um. »Das hätte nicht zu ihr gepasst. Sie wollte nicht nur was sehen, sondern auch was erleben.«

»Und selbst etwas tun«, sagte Hertha. »Nicht einfach nur die Dinge so an sich vorbeiplätschern lassen.«

Als Anja und Gret sie fragend ansahen, errötete Hertha und winkte ab. War das ein Versuch gewesen, etwas Philosophisches zu sagen? Irgendwas in der Richtung, dass man sein Leben selbst in die Hand nehmen sollte? Da wäre Sieglinde wahrscheinlich ihrer Meinung gewesen, aber Anja hätte ausgerechnet Hertha solche Gedanken nicht zugetraut.

Marion starrte den Weg hinauf. Sie verengte die Augen zu Schlitzen. »Wo ist Sabine?«

Anja sah sich um. Soweit sie den kurvigen Weg überblicken konnte, war Sabine nirgendwo zu sehen. Sie hatten sie verloren.

Eine beunruhigte Marion war schon kein schöner Anblick, aber eine panische Marion machte Anja Angst. Sie wurde plötzlich sehr bleich und sehr still. Ihr Atem ging immer schneller. »Sie wird doch nicht irgendwo runtergefallen sein?«

»Hätte es dann net schreie müsse?«, fragte Gret. Allein bei der Vorstellung wurde Anja ganz anders. Gleichzeitig war es ein guter Punkt. Einen langsam in der Tiefe verhallenden Schrei, wie man ihn aus Filmen kannte, hätten sie doch sicher nicht überhört, oder?

»Wir waren bestimmt nur zu schnell für sie«, sagte Anja. »Ich geh mal schauen, wo sie bleibt.« Eilig machte sie kehrt und ging den Weg wieder hinauf.

Auf dem Weg nach unten hatte der Pfad kaum steil gewirkt, aber jetzt hatte Anja das Gefühl, dass der Rucksack mit den Wasserflaschen und dem Proviant sie nach hinten zog. Die nächste Kehre, die hinter einem Felsüberhang verschwand, war weiter weg, als es schien. Plötzlich klangen drei Meilen nach sehr viel. Endlich erreichte sie die Kehre und drückte sich an einer sehr dicken Frau in Begleitung eines dürren Männleins vorbei. Anjas Herz klopfte laut, nicht nur von der Anstrengung. Was, wenn sie Sabine hier auch nirgendwo entdeckte?

Aber da war sie, lehnte an der Felswand und trank aus ihrer Wasserflasche.

»Sabine!«, rief Anja. »Wir haben uns Sorgen um dich gemacht.«

Sabine setzte ihre Wasserflasche ab und verzog das

Gesicht. »Oh nein. Hat Marion befürchtet, ich könnte irgendwo runtergefallen sein?«

»Ich glaube, sie steht kurz davor, die Bergrettung zu rufen, oder wie auch immer das hier heißt. Sie ist irgendwie ein bisschen nervös seit der Sache mit der Raftingtour, oder?« Vielleicht hätten sie Marion nicht alles allein organisieren lassen sollen. Aber es war so praktisch gewesen. Und Marion hatte gewirkt, als hätte sie die Ablenkung nach Sieglindes Tod gebrauchen können.

»Ich habe mir doch nur die Schuhe neu gebunden und was getrunken!« Ein wenig blass sah Sabine schon aus, aber das wollte Anja lieber nicht ansprechen. Überbesorgte Bemerkungen waren Marions Job. Sabine packte die Wasserflasche weg und kam Anja entgegen. »Marion sollte sich an den Gedanken gewöhnen, dass man so eine Reise nicht perfekt durchplanen kann. Und den Rest seines Lebens auch nicht.« Gemeinsam machten sie sich auf den Rückweg zu den anderen.

»Marion versucht, ihr Leben perfekt durchzuplanen?«, fragte Anja.

Sabine hob die Schultern. »Sieglinde hat mal gesagt, das sei ihre Art, die Kontrolle zurückzubekommen, nachdem die Krebsdiagnose sie so aus der Bahn geworfen hat.« Sie schüttelte den Kopf. »Ich glaube, sie übertreibt.«

Anja kaute auf ihrer Unterlippe. Das Bedürfnis, sich irgendetwas zu schaffen, worüber man noch Kontrolle hatte, konnte sie gut nachvollziehen. Kein Wunder, dass die Überraschungs-Raftingtour Marion so durcheinandergebracht hatte.

Dafür führte Marion vor Erleichterung einen kleinen Tanz auf, als Anja und Sabine zur Gruppe zurückkehrten, und hielt erst betreten inne, als sie dabei ein paar Kiesel über den Abgrund kickte. Sie räusperte sich. »Gehen wir weiter?«

Sie setzten ihren Weg fort. Während Gret Sabine lautstark tadelte, weil sie kurzzeitig verlorengegangen war, zog Anja Marion ein Stück hinter die Gruppe. »Gibt es vor diesem Drei-Meilen-Rasthaus noch einen Punkt, an dem wir umkehren könnten?«

Marion sah sie besorgt an. »Es gibt auch noch ein Anderthalb-Meilen-Rasthaus. Wieso? Denkst du, Sabine ist doch nicht so fit und sagt nichts?«

Vielleicht stimmte das sogar, immerhin brauchte man normalerweise nicht so lange, um sich die Schuhe zu binden und was zu trinken. Aber daran hatte Anja gar nicht gedacht. Sie starrte verlegen auf ihre Schuhe.

»Nein, ich bin nur gerade bei dem kleinen Stück nach oben ziemlich aus der Puste geraten.«

Marion strahlte sie an. »Es ist gut, dass du das sagst. Wir müssen offen damit umgehen, dass wir vielleicht nicht so viel schaffen wie andere Leute. Es nützt uns nichts, wenn wir nachher auf halber Strecke stranden.«

Anja war sich nicht sicher, ob sie sich nun besser oder schlechter fühlen sollte. Sie hatte ihre Sprudelkisten immer noch irgendwie selbst tragen können, wenn Robert nicht in der Nähe gewesen war. Aber jetzt kapitulierte sie vor einem blöden Bergpfad? Sollte sie nicht stark sein, dem Krebs trotzen, sich nicht davon einschränken lassen?

»Wir wollen immerhin Spaß haben.« Marion hatte wohl Anjas düstere Miene bemerkt. »Wir müssen nichts beweisen. Sieglinde hätte sicher auch am Anderthalb-Meilen-Rasthaus kehrtgemacht.«

Aber Sieglinde war fast dreiundachtzig gewesen. Anja trat nach einem Stein, der über die Kante kullerte und in der Tiefe verschwand. War es das, was der Krebs mit einem machte? Er knapste gar nicht vom hinteren Ende des Lebens ein paar Jahre ab, in denen man sich ohnehin mit allerlei Wehwehchen herumgeschlagen hätte. Er stahl einem die Jahre davor, in denen man sich noch fit und gesund hätte fühlen können, und versetzte einen schlagartig in die Wehwehchen-Phase, von der man geglaubt hatte, sie läge noch weit in der Zukunft. Krebs war ein ziemlicher Arsch.

Zumindest wirkte Marion nun deutlich entspannter.

Das Anderthalb-Meilen-Rasthaus war eine kleine Hütte mit einem Plumpsklo, und das letzte Stück dorthin war überhaupt nicht mehr rollstuhlgerecht. Zuerst versuchte Gret noch unter viel Fluchen, den Rollstuhl über weitere niedrige Stufen zu schieben. Aber schließlich musste Hertha aufstehen, und Gret klappte den Rollstuhl zusammen, um ihn sich unter den Arm zu klemmen. Es war zum Glück nicht mehr weit.

Ziemlich erschöpft setzten sie sich auf die schmalen Bänke in der Hütte, die zu drei Seiten hin offen war. Sie packten ihre Lunchboxen aus, die sie im Hotel bekommen hatten.

»Ich dacht, hier gäb's was Ordentliches zu esse«, beschwerte sich Gret.

»Wo sollen sie denn hier ein Restaurant hinstellen?«, gab Sabine zurück. »Am Hang ist doch gar nicht genug Platz dafür.«

»Müsst ja kein großes sein«, beharrte Gret. »So 'ne Imbissbud oder so was.«

»Und die ganzen Vorräte tragen sie jeden Tag zu Fuß hier runter?«

Darüber hatte Anja noch gar nicht nachgedacht. Irgendwie hatte sie angenommen, dass der Bright Angel Trail nur der Pfad für die Touristen wäre, und irgendwo gäbe es eine offizielle Straße oder zumindest einen Sessellift für die fauleren Leute. Aber an einer fast senkrechten Felswand ließ sich wohl schlecht eine offizielle Straße bauen, ebenso wenig wie ein Sessellift. Sie waren tatsächlich an einem Ort auf der Welt, den man nur zu Fuß erreichen konnte. Das war auf eine beunruhigende Art aufregend. Vielleicht hatte Sieglinde den Grand Canyon deshalb ausgesucht? Er gab einem ein bisschen das Gefühl, als könnte man unentdecktes Land erobern, auch wenn hier natürlich täglich Hunderte Touristen durchliefen.

»Hört doch auf zu zanken«, sagte Marion neben ihr. »Wenn wir wieder oben sind, können wir etwas essen gehen. Da gibt es einige Restaurants.«

Anja ließ den Blick über die rotbraunen Hänge gleiten und dann in das Tal tief unter ihnen, durch das irgendwo der Fluss strömen musste, der den Canyon gegraben hatte, auch wenn sie ihn von hier aus nicht sehen konnte. Ob sie nun anderthalb oder drei Meilen nach unten gingen – wie viel auch immer das nun eigentlich war –, machte wahrscheinlich keinen großen Unterschied. Sie hätten so oder so nicht mal die Hälfte der Strecke bis ins Tal geschafft. Und darum wäre es Sieglinde auch gar nicht gegangen, oder? Es ging einfach darum, hier zu sein. An einem Ort, an den einen nur die eigenen Füße tragen konnten.

Anja holte ihr Handy hervor und machte ein Foto von der Aussicht, dann startete sie dieses WhatsApp, das Carolin installiert hatte. Ihre Tochter hatte auch eine Gruppe für die Familie eingerichtet, und Anja schaffte es tatsächlich, das Foto dort hochzuladen. Zumindest würde es automatisch hochgeladen werden, sobald sie wieder Internet hatte. *Werde bis heute Abend drei Meilen gewandert sein*, schrieb sie dazu. *Wenn ich zurückkomme, laufe ich deinen Marathon, Robert.* Dahinter setzte sie einen zwinkernden Smiley. Man musste sich wohl auf das konzentrieren, was man schaffte, und nicht auf das, was man nicht schaffte.

Schließlich machten sie sich an den Aufstieg. Es dauerte nicht lange, bis Anja schweißgebadet war, und ihre Wasserflaschen wurden schnell leerer. Außerdem schmerzten ihre Beine bald ziemlich. Aber das lag sicher an der Steigung, nicht an den Knochenmetastasen. Ganz bestimmt.

Hertha lief jetzt immer wieder kurze Strecken, damit Gret den Rollstuhl nicht die ganze Zeit die Steigung hochschieben musste. Sie behauptete, es gäbe ihr das Gefühl, tatsächlich wandern gewesen zu sein. Zwischendurch übernahmen auch Anja und Marion den Rollstuhl. Sabine keuchte schwer und hatte selbst Mühe, mit Hertha und ihren vom Hand-Fuß-Syndrom gezeichneten Füßen mitzuhalten.

»Net schlappmache, Sabinche«, feuerte Gret sie an.

»Ich mache nicht schlapp«, erwiderte die blonde Frau spitz. »Ihr müsstet einfach nur nicht so den Weg hochrennen. Wie soll man denn da die Landschaft genießen?«

In diesem Moment schob sich eine Gruppe dicker schnaufender Amerikaner mit hochroten Köpfen an ihnen vorbei. Sabine starrte ihnen nach, als wollten sie sie persönlich ärgern, indem sie schneller waren als sie.

»Sabine hat recht«, warf Marion diplomatisch ein. »Wir sollten ein bisschen mehr die Landschaft bewundern.«

Hertha machte demonstrativ ein paar Fotos.

»Es ist der Höhenunterschied«, versuchte Sabine, sich weiter zu rechtfertigen. »Wir überwinden hier in kürzester Zeit viele Höhenmeter. Natürlich schlägt das auf den Kreislauf.«

»Du musst viel trinken«, ermahnte Marion sie. »Und denkt alle dran, hin und wieder was Salziges zu essen! Ich habe noch eine Tüte Chips dabei.«

Während sie ihren Weg fortsetzten, ließ Marion die Tüte rumgehen. »Wenn man sich anstrengt, braucht der Körper viel Salz«, erklärte sie im Oberlehrerton.

Wer hätte gedacht, dass mal jemand Anja nötigen würde, Chips zu essen? Sie erinnerte sich an all die Diäten, die sie gemacht hatte, als sie jünger gewesen war. Rückblickend eine ziemliche Zeitverschwendung.

Sie hatten fast die Stelle erreicht, an der Sabine auf dem Weg nach unten verlorengegangen war, als diese plötzlich stolperte. Sie fing sich an der Felswand ab. Eilig streckte Anja eine Hand nach ihr aus.

»Mir geht es gut«, wehrte Sabine ab. »Ich muss mich nur kurz ausruhen.«

»Bist du sicher?«, fragte Marion. Sie tastete in ihrer Hosentasche nach etwas, vielleicht ihrem Handy, als wollte sie notfalls einen Rettungshubschrauber rufen, der Sabine aus dem Canyon bringen würde.

Sabine schnalzte missbilligend mit der Zunge. »Natürlich! Ich werde ja wohl noch anderthalb Meilen wandern können!«

Anja war froh, immerhin nicht allein zu sein mit ihrem Frust darüber, vor einer vergleichsweise kurzen Wanderstrecke fast zu kapitulieren. Gleichzeitig fühlte sie sich deswegen ein wenig schuldig.

»Willst du eine Weile in meinem Rollstuhl sitzen?«, bot Hertha an.

Sabine schüttelte den Kopf. »Ich brauche nur eine Minute.«

Also drückten sie sich alle gegen die Felswand, damit die anderen Leute noch vorbeikamen, und warteten, bis Sabine verschnauft hatte. Eine Minute verstrich, dann zwei, dann drei. Hertha gingen langsam die Motive für ihre Fotos aus. Marion kaute nervös auf ihrer Unterlippe herum.

Anja stupste sie an. »Es ist nicht mehr weit. Das schaffen wir sicher auch noch.«

Marion schenkte ihr ein unsicheres Lächeln. »Aber als Nächstes steht Südamerika an, und ich habe einen Trip in die Anden gebucht, um alte Inka-Städte anzugucken.«

»Das klingt nicht so anstrengend.«

»Die Luft da oben ist so dünn, dass auch gesunde Leute öfter Kreislaufprobleme bekommen.«

»Oh«, sagte Anja.

»Ja«, sagte Marion.

»War das das Einzige, was wir in Südamerika vorhatten?«

Marion nickte.

Anja rückte nachdenklich ihre Perücke zurecht. »Was, wenn wir Südamerika einfach weglassen?«

»Dann ist es aber keine Weltreise mehr«, warf Sabine ein, die offensichtlich mitgehört hatte.

»Ach was!«, ließ sich Gret vernehmen. »Südamerika, Nordamerika, wo is denn da der Unterschied? Die heiße doch sogar fast gleich.«

Sabine verdrehte die Augen. Anja hielt das für ein gutes Zeichen. Ganz schlecht konnte es ihr schon nicht mehr gehen.

Da erklang hinter der Wegkehre das Klappern von Hufen. Anja richtete sich auf, genau wie Marion. Hier versuchte doch nicht etwa jemand durchzureiten? Aber das Geräusch war unverwechselbar. Anja verband es sofort mit dem Ponyreiten in ihrer Kindheit. Und tatsächlich streckte im nächsten Moment ein Tier den Kopf um den Felsüberhang, das verdächtig nach Pony aussah, nur dass es viel längere Ohren hatte, mehr wie ein Esel.

»Da tritt mich ein Pferd!«, rief Gret. »Die han Maultier hier!«

Stimmt. Maultier war das Wort. Auf dem Maultier saß ein stoppelbärtiger Mann in einem blauen Jeanshemd mit einem Cowboyhut auf dem Kopf. Er ritt mit nur einer Hand an den Zügeln, was in Anjas Augen ein bisschen nach Angeberei aussah, und grüßte, indem er gegen seinen Hut tippte.

»Der ist aber fesch«, flüsterte Hertha. Anja hätte nicht gedacht, dass es Leute gab, die tatsächlich das Wort »fesch« verwendeten.

Dem ersten Maultier folgte ein zweites ohne Reiter, das der Mann mit dem Cowboyhut am Zügel führte. Danach folgten weitere mit weniger feschen Menschen in den Sätteln. Sie trugen neongelbe Jacken mit reflektierenden Streifen, auf deren Rücken MULE RIDER stand.

»Das heißt Maultier-Reiter«, übersetzte Sabine.

»Wer hätt's gedacht?«, kommentierte Gret. »Wo se doch auf Maultiere reite.«

»Diese Jacken sind bestimmt aus Sicherheitsgründen wichtig«, sagte Marion.

»Und warum trägt der fesche Cowboy keine?«, fragte Hertha.

»Vielleicht ist er der Tourleiter«, vermutete Anja. »Und die Touristen brauchen die Jacken, damit sie dem Tourleiter nicht verlorengehen.«

Wenn man auf so einem steilen Weg vom Maultier fiel, konnten sie einen in der Jacke bestimmt auch ein paar hundert Meter tiefer am Hang noch leicht finden. Nicht, dass einem das dann noch viel genützt hätte.

Die Reihe der Maultiere mit ihren Reitern trottete gemächlich an ihnen vorbei. Es waren vielleicht acht Leute. Ganz am Ende kam noch mal ein Mann mit Cowboyhut, der ein weiteres reiterloses Maultier hinter sich herführte.

»Wenn die freie Maultiere haben«, sagte Anja nachdenklich, »nehmen sie vielleicht noch jemanden mit.«

»Was?« Marion schien ganz versunken in den Anblick der Tiere gewesen zu sein.

»Ich meine nur, falls Sabine den Rest des Weges lieber reiten wollte«, sagte Anja.

»Das ist eine sehr gute Idee!« Marion eilte der Maultierkarawane hinterher und winkte. »Excuse me! Excuse me!«

Sabine schniefte. »Werde ich vielleicht auch noch gefragt?«

Gret schlug ihr auf die Schulter. »Wer tät denn net gerne reite wolle?«

Sabine mochte Pferde nicht, wie sich herausstellte, und es nützte auch nichts, dass Maultiere nur zur Hälfte Pferde waren und zur anderen Hälfte Esel. Schließlich ließ sie sich aber trotzdem überreden, in einen Sattel zu steigen. Offenbar war einem der Teilnehmer der Muli-Tour unten im Canyon schlecht geworden, und seine Frau hatte beschlossen, mit ihm zusammen bei der dort befindlichen Phantom Ranch zu bleiben, bis es ihm wieder besserging.

So waren zwei der Tiere frei geworden. Nachdem Marion das Stichwort »Krebs« erwähnt hatte, hatte der fesche Cowboy ganz betroffen dreingeschaut, und Sabine durfte selbstverständlich den Rest des Weges reiten. Manchmal hatte es wohl auch seine Vorteile, todkrank zu sein.

Das zweite freie Maultier wurde Hertha angeboten, aber die wurde schon bei dem Gedanken ganz bleich und war nicht in die Nähe der Tiere zu bewegen. Schließlich sah Marion Anja an. »Was ist mit dir?«

Carolin hätte ihr was erzählt, wenn sie die Gelegenheit verpasst hätte, auf einem Maultier durch den Grand Canyon zu reiten. Trotzdem hob Anja die Schultern und versuchte, nicht allzu eifrig auszusehen.

»Ich will niemandem den Platz wegnehmen.«

»Jetzt steig schon auf!«, rief Gret.

Das ließ sich Anja nicht zweimal sagen. Der fesche Cowboy half ihr in den Sattel, was ihr einen neidischen Blick von Hertha einbrachte. Dann kam die Nachricht in ihren schmerzenden Beinen an, dass sie ihr Gewicht nicht mehr tragen mussten, und Anja seufzte erleichtert. Lange Wanderungen unternahm man definitiv besser, wenn man körperlich noch richtig fit war. Sie musste Carolin nach ihrer Rückkehr den mütterlichen Rat geben, dass sie sich ranhalten sollte, falls sie vorhatte, in ihrem Leben durch die unwegsamen Gegenden der Welt zu kraxeln.

Schließlich setzte sich die ganze Gruppe wieder in Bewegung. Anja hatte mit zwölf Jahren zuletzt auf einem Pony gesessen, aber sie musste nicht mehr tun, als sich festzuhalten und gerade sitzen zu bleiben. Ihr Maultier trottete einfach den anderen hinterher. Als sie sich an die schaukelnden Bewegungen gewöhnt hatte, zog sie ihr Handy hervor und machte ein Foto vom Hinterkopf des Maultiers, um später beweisen zu können, dass sie tatsächlich auf einem gesessen hatte. Carolin würde ziemlich neidisch sein. Und darüber vielleicht auch vergessen, dass ihre Mutter nun doch keine drei Meilen zu Fuß geschafft hatte.

Es war schon recht spät am Nachmittag, als sie schließlich alle zusammen in einem Restaurant am oberen Ende des Bright Angel Trails saßen. Marion hatte den Innenraum mit seiner Decke aus grob behauenen Holzbalken als »urig« bezeichnet. Doch Sabine war diesmal zu sehr damit beschäftigt, sich über den Eselsgeruch ihrer Klamotten zu beschweren, um sich ebenfalls ein originelles Adjektiv auszudenken. Die Karte enthielt vor allem Burger in verschiedenen Varianten, aber es gab auch Fisch mit Reis, den Anja bestellte in der Hoffnung, dass man damit nichts Seltsames anstellen konnte. Hertha schloss sich ihr an.

»Sabinche«, sagte Gret, »wie frag ich, ob sie was Bestimmtes han?«

Sabine zog eine Augenbraue in die Höhe. Bisher hatte Gret sie einfach übersetzen lassen. »Wenn du Schnitzel willst, sagst du: ›Do you have Schnitzel?‹«

Gret wandte sich an die Bedienung: »Do you have bacon?«

Anja tauschte einen überraschten Blick mit Sabine.

Wann hatte Gret sich denn das Wort für den gebratenen Speck gemerkt? Und seit wann versuchte sie überhaupt, »Ausländisch« zu sprechen?

Die Bedienung nuschelte so schnell etwas, dass Anja sie nicht verstand. Sabine übersetzte: »Sie fragt, ob du nur Bacon willst. Das ist normalerweise eine Beilage.«

Nach einigem Hin und Her hatte Gret schließlich etwas bestellt, das sich »Bacon-wrapped Steak« nannte.

»Verstehe ich das richtig?«, fragte Marion. »Du bekommst jetzt ein Steak, das in gebratenen Speck eingewickelt wurde?«

Gret strahlte.

Sie sagte sogar »Thank you«, als die Bedienung den Teller mit der fetttriefenden Monstrosität vor ihr abstellte. Schon wieder stieg Anja der Geruch von gebratenem Speck in die Nase.

»Seit wann versuchst du, Englisch zu sprechen?«, fragte Sabine schließlich.

Gret säbelte enthusiastisch an ihrem Steak herum. »Die mache hier ordentliches Esse im Gegensatz zu den Franzose. Da muss ich doch wisse, wie man das bestellt.«

Das klang fast logisch. Nur über die Definition von ordentlichem Essen hätte man wohl streiten können.

Gret schob sich das erste Stück in den Mund, und ein verzückter Ausdruck trat auf ihr Gesicht. »Schehr gudd!«, nuschelte sie kauend.

Marion räusperte sich, während sie in ihrem Salat herumstocherte. »Wir sollten vielleicht noch mal über Südamerika sprechen.«

»Ich fände es nicht schlimm, wenn wir es ausfallen ließen«, sagte Hertha leise. Sie sah sich schüchtern am Tisch um. »Ich meine, es wäre sicher spannend. Aber ich komm mir auch irgendwie blöd vor, wenn ihr mich im Rollstuhl über so steile Pfade schiebt wie heute.«

Sabine seufzte. »Wenn ihr darauf besteht, lassen wir es ausfallen. Aber denkt nicht, dass ihr das meinetwegen machen müsstet.«

Marion starrte auf ihr Essen. »Ich habe den Flug nach Cusco halt schon gebucht.«

Anja fragte sich, wie man wohl in Amerika einen Flug stornierte, den man von Deutschland aus gebucht hatte. Wahrscheinlich wollten sie das gar nicht herausfinden. Zumindest nicht, wenn Marion nicht endgültig zum Nervenbündel werden sollte.

»Wie wäre es«, schlug Anja vor, »wenn wir in dieses Cusco fliegen und da ein paar Tage am Pool im Hotel ausspannen, anstatt uns Inkastädte anzusehen, und dann weiter nach … Was ist die nächste Station?«

»Cairns in Australien«, sagte Marion.

»… weiter nach Cairns fliegen.«

»Cusco ist nicht so weit oben in den Bergen?«, fragte Hertha.

Marion schüttelte den Kopf. »Schon in den Anden, aber nicht so hoch wie Machu Picchu – das ist die alte Inka-Stadt, die Sieglinde unbedingt sehen wollte.«

»Net sehr schlau von den Inka«, ließ sich Gret vernehmen. »An so 'nem unpraktischen Ort 'ne Stadt zu baue.«

»Also fliegen wir doch einfach mal hin«, sagte Sabine.

Marions Miene hellte sich auf. »Sicher gibt es in Cusco auch ein paar Sachen, die man anschauen kann.«

Allein bei dem Gedanken an eine weitere Stadtbesichtigung taten Anjas Füße weh. Aber wenn es den anderen Spaß machte. »Solange es nicht schon wieder irgendwelche Kirchen sind«, sagte sie.

Gret nickte. »Ich han bei den Franzose genug Kirche für den Rest meines Lebens gesehen!«

»Keine Sorge«, sagte Marion. »Zuerst geht es jetzt ohnehin nach Las Vegas.«

Las Vegas musste Marion nicht extra erklären. Die Ankündigung wurde von allen mit Jubel quittiert.

Als Anja am nächsten Morgen aufwachte, tat ihr alles weh. Na ja, nicht ganz alles. Ihrem Kopf ging es gut. Der Rest war eine Mischung aus Muskelkater und einem Schmerz, der tief in den Knochen saß. Sie stöhnte. Die anderen würden erst in einer Stunde aufstehen, aber Anja wollte noch mal mit Robert und Carolin skypen. Sie tastete auf dem Nachttisch nach dem Tablet, wobei sie sich möglichst wenig bewegte, und startete das Programm.

Statt Robert erschien Carolins Gesicht auf dem Bildschirm. Anjas Herz machte einen Satz. Wo war Robert? Ihre Phantasie drehte ganz ohne morgendlichen Kaffee durch und lieferte ihr Schreckensszenarien von einem Autounfall über einen völlig außer Rand und Band geratenen Heinz, der Robert krankenhausreif geschlagen hatte, bis hin zu einem Herzinfarkt beim Training für den Marathon. Wer wusste schon, wie schädlich es war, wenn man nach jahrelanger sportlicher Inaktivität plötzlich versuchte, mehrere Kilometer zu laufen?

Carolin lächelte schief und winkte, was ruckelig übertragen wurde. Gut. Vielleicht war es doch kein Herzinfarkt. Dafür wirkte ihre Tochter ein bisschen zu gelassen.

»Papa hat gesagt, dass du dich heute wieder um diese Zeit melden wolltest.«

»Geht es ihm gut?« Anja hatte den Verdacht, dass sie sich ähnlich anhörte wie Marion gestern, als Sabine verschwunden war.

»Alles ist gut«, sagte Carolin schnell. »Also, na ja … es geht ihm ein bisschen schlecht. Er schläft.«

War »ein bisschen« eine Untertreibung, oder konnte Anja aufatmen? Sie wagte es noch nicht so ganz.

»Was hat er denn?«

Carolin verzog das Gesicht. »Hat sich den Magen verdorben.«

Anja atmete auf. »Doch nicht etwa an Tiefkühlpizza, oder?«

Schnell schüttelte Carolin den Kopf. »Den Großteil davon haben wir ja Heinz dem Schrecklichen gegeben. Wir haben gestern Abend beim Lieferdienst bestellt.«

Anja seufzte. Aber die Magenverstimmung war sicher eine pädagogisch sehr wertvolle Erfahrung. Vielleicht würden sie jetzt sogar anfangen, selbst zu kochen? Man durfte wohl noch hoffen.

»Und was esst ihr dann heute Abend?« Das hätte sie nicht fragen sollen. Die Autorin von *Loslassen – mit mehr Freude ins Leben* wäre sicher sehr enttäuscht von ihr gewesen.

Carolin hob die Schultern. »Papa isst Zwieback, schätze ich. Ich mach mir einfach Brote.«

Anja seufzte noch einmal. Aber irgendwann würden ihnen auch die Brote zum Hals raushängen. Vielleicht sollte sie sich einfach zurücklehnen und abwarten?

»Hör zu«, hörte sie sich stattdessen sagen, »in der Tiefkühltruhe müssten noch so eine Gemüsemischung und ein bisschen Hühnerfilet sein. Macht eine Suppe. Spätestens morgen. Er kann sich ja nicht nur von Zwieback ernähren!«

»Ich könnte auch eine Dosensuppe holen«, sagte Carolin. »So eine mit Huhn und Nudeln, ja? Das ist gut für den Magen, oder?«

Anja vergrub das Gesicht im Kissen ihres Hotelbettes.

»Ist ja gut, ist ja gut!«, rief Carolin auf der anderen Seite der Leitung. »Wir kochen Suppe. So richtig mit den eigenen Händen, nicht aus der Dose.«

»Wir kochen Suppe?«, erklang eine Stimme aus dem Hintergrund. Dann schlurfte Robert in den Sichtbereich der Kamera. Er wirkte etwas blass, sein Haar war zerzaust, aber ansonsten schien es ihm gutzugehen. Er warf einen Blick auf den Bildschirm und lächelte. »Hallo, Anja. Wir kochen Suppe?«

Anja nickte heftig. »Außer du willst, dass ich auf der Stelle heimfliege, damit ihr endlich mal wieder was Ordentliches in den Magen bekommt. Ist der Marathon nicht bald? Wie willst du den denn so schaffen?«

Die Drohung schien zu wirken. Robert verkündete den sofortigen Beginn von Kochexperimenten, als wäre Suppe ein äußerst heikles Unterfangen. Dann wollten Vater und Tochter wissen, ob Anja tatsächlich am vergangenen

Tag drei Meilen durch den Grand Canyon gewandert war. Sie musste eingestehen, dass es nicht ganz drei Meilen gewesen waren und sie den Rest auf einem Maultier zurückgelegt hatte. Das hinderte Carolin aber nicht daran, mehrmals »Wie cool!« zu rufen und ganz neidisch auszusehen. Selbst Robert machte nur einmal eine Bemerkung darüber, dass Bewegung an der frischen Luft sicher sehr hilfreich im Kampf gegen »die Krankheit« sei.

»Wie geht es Heinz?«, fragte Anja schließlich.

Robert hob die Schultern. »Er hat es wohl auch noch mal bei Gerhardts versucht. Hat vielleicht in seinem besoffenen Kopf gedacht, wir hätten seine Frau da im Kuhstall versteckt.«

Gerhardt, das war Grets Nachname. »Aber er hat es nur geschafft, in den Misthaufen zu fallen, und Herr Gerhardt musste ihn retten.«

Anja musste bei der Vorstellung grinsen, aber Hertha erzählte sie vielleicht lieber nichts davon.

»Geschieht ihm recht«, warf Carolin ein. Als ihre Eltern sie überrascht ansahen, hob sie die Schultern. »Hab gehört, er hat eine Freundin oder so was.«

Anja blinzelte. Kaum jemandem hätte sie es weniger zugetraut, zwei Frauen unter einen Hut zu bringen, als Heinz dem Schrecklichen. »Wo hast du das denn her?«

»Na ja ...« Carolin holte tief Luft. »Heinz arbeitet in der Werkstatt von Joshis Vater, und Joshi ist mit Jenny zusammen, und die hab ich vorgestern im Schlechten Versteck getroffen.«

Das Schlechte Versteck war die einzige Disco im Umkreis von mehreren Kilometern, deshalb traf sich dort immer der Großteil der Unteröffelsheimer Bevölkerung unter fünfundzwanzig.

»Und natürlich hab ich ihnen die Geschichte von Heinz dem Schrecklichen erzählt, und Joshi meinte, Heinz wird in letzter Zeit nach der Arbeit öfter mal von so einer Wasserstoffblondine abgeholt. Und Jenny meint, das ist vielleicht die Isabell. Die ist in Buchsenheim wohl recht … ähm … bekannt.«

Robert runzelte die Stirn. »Bist du sicher, dass das stimmt? Warum sollte er denn dann immer noch nach seiner Frau suchen?«

»Vielleicht sucht er immer nach ihr, wenn er Hunger kriegt oder keine frische Wäsche mehr im Schrank findet, oder so«, vermutete Carolin.

Mit einem Mal war Anja sehr wütend. Sie kannte Hertha nicht sonderlich gut, meistens war die viel zu schüchtern, um etwas über sich zu erzählen. Aber das war die Hertha, die sich nicht beschwerte, wenn ihre Hände vom Paddeln weh taten. Die sich Sorgen machte, sie könne eine zu große Bürde sein, wenn die anderen sie im Rollstuhl durch die Gegend schieben mussten. Die fast die Reise hatte abbrechen wollen, weil Heinz so verloren und hilflos gewirkt hatte ohne sie.

»Wenn das stimmt, gebt ihr dem aber keine Tiefkühlpizza mehr!«

Carolin salutierte mit übertrieben ernster Miene. Aber was sollte Anja Hertha sagen? Vielleicht einfach gar nichts?

Ich hoffe, ihr wisst alle, dass man beim Glücksspiel schon allein aus statistischen Gründen nicht gewinnen kann«, sagte Marion, während sie ihr neuestes Mietauto über den Highway nach Las Vegas steuerte. Rechts und links zog eine sandige Ebene vorbei, aus der nur büschelweise Grün ragte. Vor ihnen türmten sich ein paar Hügel auf.

»Am besten«, fuhr Marion fort, »legt jede von euch eine Summe fest, die sie verspielen will. Und wenn das Geld weg ist, dann hört ihr auf jeden Fall auf. Noch besser wäre natürlich, wir würden einen weiten Bogen um alle Kasinos machen. Es gibt in Las Vegas auch eine Menge sehr interessanter Shows.«

Wenn man ihr so zuhörte, hätte man glauben können, dass Leute mit Spielschulden heutzutage immer noch geteert und gefedert wurden.

»Wenn man nach Las Vegas geht, geht man auch in ein Kasino«, erklärte Sabine auf dem Beifahrersitz bestimmt.

»Ich will auch wenigstens mol gucke«, sagte Gret links neben Anja.

»Ich war noch nie in einem Kasino«, gab Hertha zu.

Anja auch nicht. Sie hatte einmal zwei Mark in einen Spielautomaten in einer Kneipe geworfen, und der hatte das Geld kommentarlos gefressen. Daraus hatte sie geschlossen, dass sie offensichtlich kein Talent zum Glücksspiel besaß. Wenn sie Geld zum Fenster rauswerfen wollte, kaufte sie lieber teure Stoffe, um gewagte Schnittmuster auszuprobieren, die sie in Zeitschriften oder im Internet gefunden hatte. Einige der Ergebnisse hingen immer noch ungetragen in ihrem Schrank, weil sich nie die Gelegenheit ergab, sie anzuziehen.

»Wir müssen auf jeden Fall aufpassen«, nahm Marion den Faden wieder auf. »Wir wollen ja nicht zu viel Geld ausgeben. Wir dürfen uns nicht von dem Gedanken verleiten lassen, wir könnten hier ein Vermögen gewinnen.«

In dem Moment tauchten die ersten Neonschilder am Horizont auf. »Seht mal!«, rief Hertha aufgeregt. »Das ist ja wie in den Filmen!«

Niemand hörte Marion mehr zu.

Sie gingen zuerst in die Zaubershow eines Mannes, der behauptete, er könnte Gedanken lesen. Anja bemühte sich, beeindruckt zu sein, aber sie ging automatisch davon aus, dass die Leute, die der Bühnenmagier aus dem Publikum aufrief, zu seinen Mitarbeitern gehörten. Außerdem warfen ihnen ihre Sitznachbarn böse Blicke zu, weil Sabine die ganze Zeit flüsternd übersetzte. Aber immerhin war es eine gute Gelegenheit, die schmerzenden Füße ein wenig auszuruhen.

Dann erst machten sie sich auf den Weg zu einem Kasino. Inzwischen war es bereits dunkel. Das Mietauto hatten sie abgegeben, und ein Taxi fuhr sie durch eine Stadt, die bei Nacht sogar heller war als bei Tag. Anja hätte die Stromrechnungen der ganzen Bars und Hotels nicht sehen wollen. Musste man ein Gebäude so mit Scheinwerfern bestrahlen, dass es vor dem Nachthimmel förmlich glühte? Natürlich sah es hübsch aus, aber der arme Mensch, der all die Glühbirnen regelmäßig auswechseln musste …

Das Taxi hielt schließlich vor dem Eingang einer überdachten Passage, ein Tunnel so voller Licht, dass man kaum hinsehen konnte, ohne geblendet zu werden. Menschen strömten hinein. Palmen wiegten sich davor in einer sanften Brise. Anja fühlte sich plötzlich sehr deplatziert. Sie trug ja noch nicht mal ein schickes Kleid! Und ihre Perücke sah immer noch leicht zerzaust aus von der Begegnung mit der Aude.

Aber Sabine marschierte wie selbstverständlich auf den Tunnel zu, und der Rest der Gruppe folgte in ihrem Fahrwasser.

Sie gingen durch eine Art Einkaufspassage, nur dass es rechts und links nichts anderes als Kasinos gab. Hertha starrte mit offenem Mund, und Anja musste sich anstrengen, um nicht dasselbe zu tun. Plötzlich schien Marions Warnung gar nicht mehr so übertrieben. Wie viele Leute hier wohl regelmäßig größere Vermögen verzockten? Irgendwie mussten die Betreiber ja trotz der großen Konkurrenz und trotz der Stromrechnung und trotz der sicher immens hohen Anschaffungskosten für Glühbirnen ihre Gewinne einstreichen.

»Die spinne doch, die Las Veganer«, sagte Gret, während sie Sabine zu einem der Kasinos folgten.

»Ich glaube, die heißen anders«, murmelte Anja.

Dann waren sie drin. Spiegel an den Wänden reflektierten noch mehr Lichter. Vielleicht war Strom hier einfach deutlich billiger als in Deutschland? Ähnlich wie Benzin.

Die Amerikaner schienen ständig über ihre Benzinpreise zu meckern, aber als Marion das Mietauto vor der Abgabe aufgetankt hatte, hatte Anja mehrmals Dollar in Euro und Gallonen in Liter umgerechnet, bevor sie geglaubt hatte, dass Tanken hier wirklich so billig war. Jede von ihnen kaufte einen kleinen Stapel Chips. Marion konnte gerade noch »Denkt dran, was ich gesagt habe!« rufen, bevor Gret und Hertha zu den Spielautomaten abdrifteten und Sabine auf einen der Kartentische zusteuerte. Marion seufzte.

»Sie sind erwachsen«, sagte Anja.

Marion schenkte ihr ein Lächeln. »Ich mache mir zu viele Sorgen, oder?«

Gab es darauf eine Antwort, die sowohl ehrlich als auch diplomatisch war? Anja versuchte es mit: »Vielleicht ein bisschen.«

»Ich sollte mir das abgewöhnen.« Marion klatschte in die Hände. »Also, was machen wir jetzt, um unsere Sorgen zu vergessen?«

Sie entschieden sich für Roulette. Eine kleine Gruppe Spieler stand bereits um den Tisch, und nach allem, was Anja über Kasinos wusste, hätte es sie nicht überrascht, wenn der durchtrainierte Herr im Smoking, der gerade alles auf Schwarz setzte, ein Geheimagent gewesen wäre. Allerdings lallte er bereits ein wenig und versuchte, seiner Begleiterin an den Hintern zu fassen. Anja und Marion wählten die andere Seite des Tisches.

Anja verstand die Regeln nicht ganz, aber im Prinzip

waren sie wohl egal, weil es ohnehin vom Zufall abhing, ob man etwas gewann oder nicht. Da die Zahlen sie verwirrten, setzte sie einfach auf gut Glück auf Rot oder Schwarz.

Tatsächlich gewann sie zweimal hintereinander mit Rot, und zur Feier des Sieges ließen sie sich regenbogenfarbene Cocktails kommen. Marions enthielt Alkohol, Anjas nicht. Davon hatte der Arzt abgeraten, und Robert hätte auf der anderen Seite des Globus wahrscheinlich doch noch einen Herzinfarkt bekommen, wenn sie auch nur einen Tropfen getrunken hätte. Als Marion bei der violetten Schicht ihres Drinks angekommen war, wirkte sie gar nicht mehr besorgt und setzte alle ihre Chips auf die Sieben.

»Das ist eine universelle Glückszahl«, erklärte sie. »Damit gewinne ich auch immer ein bisschen was im Lotto. Die hat mich noch nie im Stich gelassen. Ich räume hier jetzt so richtig …«

Sie unterbrach sich, als die Scheibe aufhörte, sich zu drehen und die Kugel bei der Zwölf landete. Verwirrt blinzelnd schaute Marion dem Chip-Stapel hinterher, der bis eben noch ihr gehört hatte und den der Croupier nun in Richtung Bank schob. Ihre Unterlippe bebte bedenklich.

»Ich glaube, wir brauchen eine Pause.« Eilig sammelte Anja ihre eigenen Chips ein und führte Marion mit ihrem Drink in eine etwas ruhigere Ecke. »Du hast es im Auto selbst gesagt«, erinnerte sie Marion. »Schon rein statistisch kann man beim Glücksspiel nicht gewinnen. Da war die Statistik eben gegen dich.« Sie war sich nicht sicher, ob Marion das beruhigte.

Marion nickte traurig und starrte in ihren Drink. »So wie bei der Diagnose.«

Anja wusste nicht, ob ihr eine betrunkene Marion gefiel. »Welche Diagnose?«, fragte sie, obwohl das natürlich offensichtlich war.

Marion beschloss anscheinend, Fragen mit offensichtlichen Antworten einfach zu ignorieren, und fuhr fort: »Da war die Statistik auch gegen mich. Ich dachte, die schlechten Dinge treffen nur andere Leute. Ich war die mit dem tollen Mann, den tollen Kindern, und wir hatten gerade ein hübsches Häuschen gekauft.« Marion gestikulierte Richtung Roulettetisch, und ihr Drink schwappte gefährlich. »Und dann nimmt das Leben dir alle deine Chips weg und sagt dir, du hast Krebs. Weil die Statistik beschlossen hat, gegen dich zu sein. Weil du halt zu dem Prozentsatz von Leuten gehörst, die Krebs kriegen, egal, was du machst.«

Das Gefühl kannte Anja, immerhin hatte sie das Gleiche erlebt. Etwas unbeholfen tätschelte sie Marions Schulter. »So ist das Leben manchmal«, sagte sie, weil ihr nichts Besseres einfiel.

Aber jetzt, da Marion einmal angefangen hatte, hörte sie so schnell nicht mehr auf. »Björn und Sven waren elf und vierzehn damals. Das war das Schlimmste.«

Anja schluckte. Sie hatte bisher nicht darüber nachgedacht, aber plötzlich war sie sehr froh, dass Carolin bereits studierte.

Marion starrte gedankenverloren in ihren Drink. »Sieglinde hat uns sehr geholfen. Sie hat Sachen mit ihnen unternommen, während es mir so richtig schlechtging. Es trifft immer die guten Leute.« Sie machte eine hilflose Geste, und diesmal schwappte tatsächlich etwas von dem Drink über. Sie bemerkte es nicht mal. »Andere Leute werden hundert, aber Sieglinde …« Sie hielt inne, während sie offenbar über Sieglindes Alter nachdachte. »Na gut, andere Leute werden auch nur sechzig. Aber du weißt, was ich meine, oder? Bei Sieglinde kommt einem dreiundachtzig zu wenig vor.«

Anja nickte langsam. »Sieglinde war großartig.« Sie war froh, etwas Positives sagen zu können. Für eine Weile starrten sie beide vor sich hin, während Anja nach einem Weg suchte, das Gespräch wieder auf erfreulichere Themen zu lenken. Am Roulettetisch jubelte der Mann, der aussah wie ein Geheimagent.

»Wie alt sind deine beiden Jungs jetzt?«, fragte sie schließlich. Damit konnte sie nicht viel falsch machen, oder?

»Sechzehn und neunzehn. Sven macht dieses Jahr sein Abitur.« Marion sog an ihrem Trinkhalm, bis die violette Schicht ihres Drinks komplett verschwunden war und sie bei der orangefarbenen ankam. Sie schüttelte sich. »Ich muss nur noch zwei Jahre durchhalten, dann sind meine Kinder erwachsen. Das war immer mein Ziel. Noch so lange durchzuhalten, bis sie erwachsen sind.«

Plötzlich saß ein Kloß in Anjas Kehle. So viel zu den erfreulicheren Themen.

»Hab mir immer die Statistiken angeschaut«, fuhr Marion fort. »Achtundachtzig Prozent Überlebensrate nach fünf Jahren. Dreiundsiebzig Prozent Überlebensrate nach zehn Jahren. Klingt meistens nicht so schlecht, oder? Aber Rot oder Schwarz beim Roulette, das ist auch immerhin eine Chance von fünfzig Prozent. Meine Chance, meine beiden Kinder studieren zu sehen, ist nur dreiundzwanzig Prozent besser als die beim Roulette.«

Anja wusste plötzlich, warum sie schon immer eine instinktive Abneigung gegen Statistiken gehegt hatte. In ihr regte sich Trotz. »Wie hoch ist die Chance, dass wir auf dem Heimflug mit dem Flugzeug abstürzen?«

Marion stutzte. Dann legte sie die Stirn in Falten. »Niedriger als die, in einen Autounfall verwickelt zu werden. So viel weiß ich.«

»Und trotzdem hat niemand panische Angst vor dem Autofahren.« Anja war sehr stolz auf dieses Argument. »Auch wenn statistisch gesehen eine Chance besteht, dabei zu sterben, die sogar größer ist als die, mit dem Flugzeug abzustürzen.« Wie hoch auch immer die war.

Als Marion lachte, atmete Anja erleichtert auf. »Stimmt.«

Mit dem nächsten Zug leerte Marion ihren Drink. Dann wandte sie sich ruckartig um und ging in Richtung Kasinoeingang.

Anja eilte ihr hinterher. »Warte! Wo willst du hin?«

»Mehr Chips kaufen!«, rief Marion über die Schulter. »Den Kampf gegen die Statistiken aufnehmen!«

Marion kaufte so lange neue Chips, bis es ihr gelang, ihren Stapel zweimal hintereinander zu verdoppeln. Damit hatte sie zwar das ausgegebene Geld nicht wieder drin, aber sie wirkte sehr zufrieden mit sich selbst.

»Denen hab ich's gezeigt«, rief sie, während Anja sie vom Roulettetisch wegführte. »Den verdammten Statistiken hab ich's gezeigt!«

Anja wollte ihr da nicht widersprechen. Hauptsache, Marion fühlte sich jetzt besser. Vielleicht konnten sie später den Rest von Sieglindes Geld Marion überlassen, um das auszugleichen, was sie verspielt hatte. Zumindest hatte Anja Zweifel, dass der Kampf gegen die Statistik in einem Spielkasino in Las Vegas als therapeutische Maßnahme von der Krankenkasse bezahlt würde. Sie fanden Gret und Hertha bei den Spielautomaten. Gret klopfte gerade gegen die Scheibe eines der Geräte.

»Ich glaub, der is kaputt. Lässt mich net gewinne, das blöde Teil.«

»Dann funktioniert er wahrscheinlich genau so, wie er sollte«, sagte Anja.

Marion lachte etwas schrill. »Ein echter einarmiger Bandit!«

Hertha warf ihr einen besorgten Blick zu. »Alles in Ordnung?«

»Marion hatte einen regenbogenfarbenen Drink«, erklärte Anja.

»Scheint was Gutes gewese zu sein«, stellte Gret fest.

Anja musste lachen. Nach dem deprimierenden Gespräch über Statistiken hatte sie das Gefühl, als würde dabei eine Last von ihr genommen. Vielleicht war der regenbogenfarbene Drink tatsächlich etwas Gutes gewesen. Immerhin hatte er dafür gesorgt, dass Marion mal alles rausließ, was ihr auf der Seele gelegen hatte.

»Wo ist Sabine?« Anja sah sich suchend um. »Ich glaube, wir sollten langsam gehen.«

Hertha deutete in Richtung der Kartentische. Um einen davon hatte sich eine kleine Menschenmenge versammelt. Sabine hatte doch nichts angestellt? Als Anja sich näher an den halbrunden Tisch heranschob, sah sie Sabine hinter einem ziemlich großen Haufen Chips sitzen. Vor ihr lagen zwei Zehner aufgedeckt, und der Croupier am geraden Ende des Tisches schob ihr gerade noch mehr Chips zu. Einige Leute, die rechts und links von Sabine saßen, beobachteten das mit säuerlichen Mienen.

»Spielen die da Poker?«, fragte Anja.

»Black Jack«, erklärte Marion, schon wieder etwas klarer. »Man lässt sich immer wieder Karten geben, und wer vom Wert her am nächsten an die Einundzwanzig rankommt, aber nicht drüber, hat gewonnen.«

Sabine sah auf und winkte ihnen zu. »Man muss einfach ein bisschen Talent dafür haben, Risiken abzuwägen, und genau beobachten, welche Karten schon ausgegeben wurden.«

Anja fragte sich, wie groß wohl die statistische Wahrscheinlichkeit war, dabei eine solche Glückssträhne wie Sabine zu haben. Schnell schob sie den Gedanken von sich.

»Next round!«, verkündete der Croupier.

Sabine hob abwehrend die Hände und begann, ihre Chips einzustreichen. »Und man muss wissen, wann man aufhört. Wollt ihr gehen?«

Im Taxi drückte Sabine Anja einen Kasino-Chip in die Hand. »Du sammelst doch die Souvenirs für Sieglinde, oder?«

Tat sie das jetzt? Na ja, warum nicht? Die Postkarte aus Frankreich steckte auf jeden Fall schon in ihrem Koffer. Anja sah auf den Chip hinab und verschluckte sich beim Luftholen. »Das ist ein Hundert-Dollar-Chip!«, keuchte sie, als sie fertig war mit Husten.

Sabine hob die Schultern. »Ich habe nicht wenig gewonnen.«

»Du hast einen Hundert-Dollar-Chip aus dem Kasino gestohlen?«, fragte Hertha aus der hintersten Reihe. Sie hatten ein Großraumtaxi gerufen, damit sie alle hineinpassten.

»Es Sabinche lässt sich net lumpe!«, schaltete Gret sich ein.

»Du hast einen Chip aus dem Kasino gestohlen?«, fragte Marion.

Sabine schüttelte den Kopf. »Es ist nicht stehlen, wenn man ihn einfach nicht einlöst. Wenn ich ihn eingelöst hätte, hätten sie mir hundert Dollar dafür geben müssen.«

Für einen Moment wirkte Marion noch etwas skeptisch, aber dann winkte sie ab. »Es war insgesamt ein erfolgreicher Abend, denke ich. Und Sieglinde hätte sich über das Souvenir bestimmt gefreut.«

»Es Sieglinde hätt uns für verriggt erklärt«, sagte Gret, »weil wir das Ding net eingelöst han.«

Alle lachten. Anja schloss die Hand fest um den Chip und steckte ihn in ihre Tasche.

Am nächsten Morgen verschlief Anja den Zeitpunkt, zu dem sie mit Carolin und Robert hätte skypen können. Sie schrieb eine kurze Nachricht, dass es ihr gutgehe und dass sie sich später melden werde. Dann fiel ihr ein, dass der Marathon inzwischen stattgefunden haben musste. Sie schrieb noch eine Nachricht, um sich zu erkundigen, wie es gelaufen war.

Papa ist Vorletzter geworden, kam die Antwort von Carolin. *Direkt hinter einem sehr alten Mann ;-) Aber jetzt hat ihn der Ehrgeiz gepackt, und er will's noch mal probieren. In Amselbach ist auch bald ein Marathon.*

Marion war beim Frühstück recht still. Sie murmelte etwas davon, dass sie lange keinen Alkohol mehr getrunken habe. Aber sie wirkte weiterhin entspannt, als hätte ihr der Kasino-Sieg über die Statistiken tatsächlich das Gefühl gegeben, ein Stück Kontrolle über ihr Leben zurückzugewinnen.

Sie sahen sich noch eine Tanzshow und eine weitere Zaubershow an. Und dann standen sie schließlich wieder an einem Flughafen in einer Schlange und spähten zu viert in Grets Handgepäck.

Die Bäuerin verdrehte die Augen. »Ich han's gelernt jetzt!«

In der Stofftasche war tatsächlich nichts zu finden,

was nach der Ausrüstung eines potentiellen Flugzeugentführers ausgesehen hätte.

»Wir sind sehr stolz auf dich«, sagte Marion.

Intermezzo: Peru

Kurze Zeit später saßen sie in einem Flugzeug nach Süden. Immerhin bedeutete das, dass Anjas Zeitgefühl nicht schon wieder komplett durcheinandergewirbelt wurde, weil die Zeitverschiebung nur zwei Stunden betrug.

Sie las ein wenig in *Loslassen – mit mehr Freude ins Leben. Gestehen Sie Ihren Familienmitgliedern zu, Fehler zu machen*, stand dort. *Niemand ist von Anfang an perfekt, und Übung macht den Meister. Geben Sie ihnen Zeit, eigene Erfahrungen zu sammeln und aus Fehlern zu lernen.*

Das erinnerte Anja daran, dass sie sich erkundigen musste, ob es Carolin und Robert inzwischen tatsächlich gelungen war, selbst ein Gericht zuzubereiten. Gleichzeitig war sie stolz darauf, wie sehr sie sich in dieser Hinsicht in den letzten Tagen zurückgehalten hatte.

Beim Anflug auf Cusco sah Anja ein Meer aus Dächern zwischen schneebedeckten Gipfeln. Laut Marions Reiseführer lag die Stadt fast zweitausend Meter höher als Las Vegas. Als sie aus dem Flughafen traten und ihnen die kühle Abendluft um die Nase wehte, breitete Sabine die Arme aus.

»Also, ich habe nicht das Gefühl, dass die Luft hier dünner ist.«

Diese Meinung behielt sie bei, während sie zu dem Hotel fuhren, das Marion gebucht hatte – ein sehr schickes Gebäude mit einer Fassade aus Säulenbögen, die Hertha als »ziemlich hübsch« bezeichnete, während Marion von ihrer »schnörkellosen Eleganz« redete. Sabine erklärte ihnen, dass sie es hier mit einem Gebäude im Kolonialstil zu tun hätten, und übertrumpfte damit alle.

Wenig später stand sie keuchend am oberen Ende der ersten Treppe zu ihren Zimmern. Auch Anja fühlte sich, als wäre sie gerade noch einmal anderthalb Meilen im Grand Canyon bergauf gewandert.

»Okay«, gab Sabine zu. »Vielleicht ist die Luft doch ein bisschen dünn.«

»Vielleicht«, sagte Hertha vorsichtig, »ist es wirklich eine gute Idee, sich dieses Matsche Patsche nicht anzusehen.«

»Machu Picchu«, verbesserte Marion, ebenfalls leicht außer Atem.

»Meinetwegen«, willigte Sabine ein. »Ich habe nichts gegen ein paar Tage am Pool.«

Das Internet war zu langsam für Skype, also beschränkte Anja sich darauf, Carolin Textnachrichten zu schicken. *Ich wusste gar nicht, dass Suppe tatsächlich nach was schmecken kann!*, schrieb ihre Tochter. *Papa will jetzt kochen lernen.* Einen Tag später kam ein Foto von einer schwarzen Masse in einer Auflaufform zusammen mit der Nachricht: *Hast du vielleicht ein paar einfache Rezepte? Lasagne klappt irgendwie nicht so gut.* Die Frage wurde von einem sehr zerknirscht aussehenden Smiley begleitet. Anja zeigte das Foto in der Gruppe herum, sehr zur Erheiterung aller. Dann sammelten sie Rezepte.

In Cusco gab es, wie Anja und Gret befürchtet hatten, einige Kirchen. Da reiste man um die halbe Welt, und ein stetig gleicher Prozentsatz an Sehenswürdigkeiten bestand aus Kirchen und Kathedralen. Offensichtlich waren Kirchen neben McDonald's eine der wenigen Konstanten, egal, wo man hinkam. Marion und Hertha machten einige der Kirchenbesichtigungen zu zweit, wobei Hertha jedes Mal eine Kerze anzündete.

Nachdem es am Pool doch etwas langweilig geworden war, fuhren sie schließlich alle fünf nach Ollantaytambo, einer nahe gelegenen alten Inka-Stadt voller Treppen und Terrassen zwischen steilen Hängen. Während sie sich, diesmal ohne Rollstuhl, die unzähligen Stufen hinaufquälten, beglückwünschten sie sich gegenseitig noch einmal zu der Entscheidung, nicht nach Machu Picchu gefahren zu sein. Oben angekommen, blickten sie über die schmalen Terrassen den Hang hinab, bis hin zu den roten Dächern der Häuser, in denen die Menschen neben den alten Ruinen lebten. Die Aussicht war immerhin fast so atemberaubend wie der Aufstieg. Hertha machte schon wieder Fotos, und auch Anja zog ihr Handy hervor, um den Moment für ihre Familie festzuhalten.

»Die Terrassen sind Felder«, erklärte Marion.

Gret kniff die Augen zusammen. »Mach keine Witze. Die sin vielleicht en Meter breit.«

Sabine schniefte. Es war erstaunlich, wie schnell sie wieder hochnäsig wirken konnte, kaum dass sie zu Atem gekommen war. »Man musste früher ja nicht mit dem Traktor drauffahren können.«

»Trotzdem«, beharrte Gret. »Das sin doch keine Felder!«

»Was denkt ihr, warum Sieglinde sich immer bergige Landschaften ausgesucht hat?«, wechselte Hertha geschickt das Thema, bevor ein Streit beginnen konnte. Darüber hatte Anja noch gar nicht nachgedacht, aber Hertha hatte recht. Die Pyrenäen, der Grand Canyon und nun die Anden.

»Das ist doch sicher nur Zufall«, sagte sie trotzdem.

Marion schüttelte den Kopf. »Sie hat viele solcher Orte ausgesucht, an denen man eine tolle Aussicht hat. Auch unter denen, die wir nicht besuchen können, sind einige in der Art.«

»Vielleicht wusste sie einfach eine gute Aussicht zu schätzen«, vermutete Sabine.

»Es ist auch irgendwie schön, so über der Welt zu stehen, oder?« Als alle sie ansahen, nestelte Hertha verlegen an ihrer Brille herum. »Ich meine, es ist ein bisschen, als könnte man seine ganzen Probleme im Tal lassen. Und wenn man hier oben steht … ich meine …«

Marion schenkte ihr ein ermutigendes Lächeln. »Ja?«

»Na ja … dann merkt man, wie klein man selber ist und wie unwichtig und …« Hertha brach ab. »Ach, wahrscheinlich wusste sie einfach eine gute Aussicht zu schätzen.«

Gret klopfte Hertha auf die Schulter. »Ich tät sage, das klingt schon ganz schön schlau, was du da gesagt hast.«

Marion nickte eifrig. »Sehr philosophisch.«

Sabine rümpfte die Nase. »Wie einer von diesen Sprüchen, die man auf Postern mit Sonnenuntergängen findet.«

Gret stieß sie an. »Jetzt lass em Hertha doch ihren Moment.«

Nun sah Hertha eher aus, als hätte sie ihren Moment gerne dazu genutzt, im Boden zu versinken.

»Ich fand auch, es klang sehr klug«, versuchte Anja, Hertha aufzumuntern. Und tatsächlich ein bisschen kitschig, ergänzte sie im Stillen, genau wie die Poster mit den Sonnenuntergängen und den Sprüchen drauf. Aber wenn man sich während einer Reise, die man zum Gedenken an eine tote Freundin machte, keine kitschigen Gedanken erlauben durfte, wann dann?

Als alle sie böse ansahen, senkte Sabine schließlich den Blick. »Es tut mir leid, ich wollte nicht gemein sein, Hertha.«

Anja blinzelte. Dass Sabine sich tatsächlich entschuldigen würde, damit hatte sie gar nicht gerechnet. Vielleicht tat diese Reise ihnen allen auf unterschiedliche Art gut. Hertha lächelte und winkte ab.

Sie wandten sich von der Aussicht ab und erkundeten die Ruinen weiter. Abgesehen von den Terrassen war nicht allzu viel von der alten Stadt übrig, nur ein paar

Mauern und große Steinquader. Die Mauern allerdings, wie Marion aus ihrem Reiseführer vorlas, waren ohne Mörtel aus exakt passend behauenen Steinen zusammengefügt worden. Jede Mauer sah aus wie ein kompliziertes Riesenpuzzle, und die Ritzen zwischen den Steinen waren so schmal, dass wohl nicht einmal ein Blatt Papier dazwischengepasst hätte.

»Gar net so dumm, die Inka«, musste selbst Gret zugeben.

Als Sabine immer weiter zurückfiel, verkündete Marion schließlich, es sei genug.

»Könne wir jetzt was esse gehe?«, fragte Gret. »Ich wollt noch diesen Eintopf probiere, von dem ich gehört han. Pachamanca heißt der.«

Seit Grets Erfahrungen mit Bacon in den USA hatte Anja sie kein einziges weiteres Mal über ausländisches Essen meckern hören. Stattdessen kannte sie inzwischen sogar mehr spanische Bezeichnungen für Nahrungsmittel als Sabine, und wenn sie nicht weiterkam, behalf sie sich mit dem ebenfalls auf Essen bezogenen Wortschatz, den sie sich in den USA angeeignet hatte. So hatte sie sich tatsächlich mit den Angestellten des Hotels über lokale Spezialitäten ausgetauscht. Wer hätte gedacht, dass in Gret die ganze Zeit ein Sprachgenie gesteckt hatte, das nur auf die Gelegenheit gewartet hatte, sich zu entfalten?

»Weißt du überhaupt, was in diesem Eintopf drin ist?«, fragte Sabine. Sie klang immer noch ein wenig außer Atem und sah auch etwas blass aus. Vielleicht hatte sie so an Herthas Gedankengängen herumgekrittelt, weil sie davon ablenken wollte, dass sie sich nicht wohl fühlte.

»Grumbeere, glaub ich. Und verschiedene Sorte Fleisch.«

Grumbeere waren Kartoffeln, soweit Anja wusste. Sie hoffte, dass Gret nicht versuchen würde, ihren neuen einheimischen Freunden Deutsch beizubringen. Nach ihnen kommende deutsche Touristen wären ansonsten wohl sehr irritiert gewesen.

»Außerdem«, fuhr Gret fort, »hat der Bub aus der Küch ›muy bien‹ gesagt. Das hat der auch schon über diese Maiskolbe mit Käs gesagt, und die ware wirklich gut.«

»Kein Sodbrennen, hm?«, fragte Sabine belustigt.

»Na ja … kann ich ja net ahne, dass die hier doch koche könne«, verteidigte sich Gret.

Anja musste grinsen. Klar, woher hätte man das auch wissen sollen? Sie wünschte nur, sie hätte das einheimische Essen auch so genießen konnen wie Gret. Ihr war am Morgen von ihrer Chemotablette wieder leicht schlecht gewesen.

»Meine Füße fangen langsam an, weh zu tun«, sagte Hertha. »Ich könnte mich auch gut irgendwo hinsetzen und was essen.«

»Muy bien!«, rief Gret. Sie eilte ihnen voraus auf die steile Treppe zu, die zurück ins Dorf führte.

Sabine beugte sich zu Anja herüber. »Ich bin gespannt, ob das anhält, wenn wir nach Indien kommen«, flüsterte sie.

Anja hob die Schultern. »Wenn sie genauso viel Indisch lernt wie Englisch und Spanisch, bin ich beeindruckt.«

Im Dorf stellten sie fest, dass Pachamanca unter anderem Lammfleisch enthielt – Gret erklärte es trotzdem für lecker, und ausnahmsweise stimmte der Rest der Gruppe ihr zu. Sie kauften ein handgeschnitztes Holz-Lama für Sieglinde, obwohl Sabine es für »äußerst kitschig« befand.

Einen Tag später standen sie schon wieder an einem Flughafen. Gret hielt ihre Tasche freiwillig auf.

»Seht ihr. Ich han's gelernt!«

Das hatte sie tatsächlich.

3. Station: Australien

Auf Anhieb fiel Anja an australischen Städten nur Sydney ein. Wenn sie ein bisschen länger nachdachte, auch noch Canberra. Canberra war doch die Hauptstadt, die sich niemand merken konnte. Sydney war die Stadt mit dem interessanten Opernhaus, die jeder für die Hauptstadt hielt, die es aber nicht war. Abgesehen davon verband Anja mit Australien noch Kängurus, Schafe, Didgeridoos und Reisen durch die Traumzeit. Und diesen Typen mit dem Hut und den Krokodilen. Wie hieß der noch gleich?

Nun waren sie weder nach Sydney noch nach Canberra unterwegs, sondern nach Cairns.

»Cairns liegt ziemlich weit im Norden«, erklärte Marion während des Fluges. »Auf dieser Spitze, die ihr sicher alle schon mal auf der Karte gesehen habt.«

»Auf der Zipfelmütze?«, fragte Hertha. Als alle sie verwirrt ansahen, errötete sie leicht. »Sieht es nicht ein bisschen aus wie eine Zipfelmütze?«

»Norden is gut«, meldete sich Gret zu Wort. »Dann isses net so heiß. Han gehört, es kann ziemlich heiß sein in Australie.«

Sabine schniefte. »Du vergisst, dass wir jetzt auf der Südhalbkugel sind. Nördlich bedeutet näher am Äquator.«

»Wie, die han in Australien sogar annere Richtunge?« Gret wirkte empört. »War das net schon schlimm genug in Amerika mit dene Fahrenheit und dene Meile?«

Sabine rollte mit den Augen, holte dann aber zu einer Erklärung der Lage Australiens auf der Erdkugel und deren Bedeutung für das Klima aus.

»Dass die aufm Kopp stehe, wusst ich natürlich«, behauptete Gret schließlich. »Aber das mit dem Wetter, da han ich mir noch kein Gedanke drum gemacht. Also is in Australien alles annersrum als wie bei uns?«

Marion nickte. »Vieles auf jeden Fall. Auch die Jahreszeiten. Dort wird es gerade Winter. Allerdings macht das keinen Unterschied, weil in Cairns ein tropisches Klima herrscht.«

»Gibt es da viele Krabbeltiere?« Anja war gerade noch etwas eingefallen, was sie mit Australien verband: riesige giftige Spinnen. Sie hatte Dokus darüber im Fernsehen gesehen, und die hatten ihr einen Schauer über den Rücken gejagt. Plötzlich wurde ihr ein bisschen mulmig.

»Oh ja«, sagte Hertha. »Ich habe gehört, dass man in Australien immer in seine Schuhe gucken sollte, bevor man sie anzieht. Sonst beißt einen irgendwas in die Zehen.«

»Wir werden in einem modernen Hotel unterkommen, oder, Marion?«, sagte Sabine. Als Marion eifrig nickte, fuhr sie fort: »Ich glaube nicht, dass wir uns da Gedanken um Ungeziefer machen müssen.«

Das beruhigte Anja ein wenig.

»Ich werd trotzdem in meine Schuh gucke!«, verkündete Gret.

Anja hatte den leisen Verdacht, dass auch sie sich dann sicherer fühlen würde.

Als Anja aus dem Flugzeug stieg, schlug ihr feuchte, warme Luft entgegen. Die Palmen vor dem Flughafen waren dichter und grüner als in Phoenix und kamen in Begleitung vieler anderer Bäume und Sträucher. Außerdem waren sie inzwischen ein vertrauter Anblick. Erstaunlich, wie schnell man sich an solche Dinge gewöhnte.

Ein Großraumtaxi brachte sie in ein Hotel, das tatsächlich sehr modern war, ein Turm aus Stahl und Glas, der diesen typischen Hotelgeruch verströmte: eine Mischung aus neuen Teppichen und frisch gestärkten Laken. Endlich war auch das WLAN wieder schnell genug, damit Skype ordentlich funktionierte.

Sie verteilten sich auf ihre Zimmer. Nur Sabine hatte einen Arzttermin, um noch einmal ihre Blutwerte prüfen zu lassen.

»Die Höhenluft in Peru hat sicher dafür gesorgt, dass sich mehr rote Blutkörperchen gebildet haben«, behauptete sie optimistisch. »Das soll ja gesund sein.«

Anja blieb wach bis zu einem Zeitpunkt, der ihrem Zeitempfinden nach tiefste Nacht war, obwohl draußen noch die Sonne schien – sie waren mal wieder dem Tag hinterhergeflogen –, und erwischte Robert vor der Arbeit. Carolin schlief natürlich noch.

»Ich werde die nächsten Tage kein Internet und wahrscheinlich auch keinen Handy-Empfang haben«, erklärte sie. »Wir machen eine Bootstour, hat Marion gesagt. Das hier ist jetzt die letzte Gelegenheit, irgendwas zur Wäsche zu fragen oder nach Rezepten oder so.«

Robert lachte. »Das mit dem Kochen läuft gut. Carolin hat im Internet ein Rezept für frittierte Käsebällchen gefunden. Die kann man ganz einfach in einem Topf mit Öl machen, und beim letzten Mal haben wir Jalapeños reingetan.« Sein Blick wurde verträumt.

Anja seufzte. So viel zu ihrer Hoffnung, dass Robert und Carolin sich gesünder ernähren würden, wenn sie selbst kochten.

»Wie lange seid ihr auf dem Boot?«, fragte Robert.

»Drei Tage.«

Er blickte besorgt vom Bildschirm des Tablets. »Ich hoffe, das ist wirklich sicher. Ich habe einiges über Haie gelesen, und dann gibt es in Australien diese ganz kleinen Quallen, die …«

»Ich bin sicher, da werden entsprechende Sicherheitsvorkehrungen getroffen«, unterbrach Anja ihren Mann schnell. Gleichzeitig nahm sie sich vor, Marion am nächsten Tag danach zu fragen. Haie klangen noch beunruhigender als Krabbelgetier, das man in seinen Schuhen finden konnte.

»Ich meine nur. Was, wenn irgendwas passiert? Auch wegen, du weißt schon … Ich meine …«

Er hatte es fast gesagt. Er hatte fast »Du weißt schon, was« gesagt. Egal, was sie tat, in Roberts Augen hing der

Krebs die ganze Zeit über ihr wie eine dunkle Wolke, und er glaubte offensichtlich, dass es Unglück brachte, ihn beim Namen zu nennen.

»Darf ich vielleicht trotzdem einfach ein bisschen Spaß haben?«

Robert zuckte sichtlich zusammen. Sofort taten Anja ihre scharfen Worte leid. Sie atmete tief durch. Er meinte es nur gut. Sie versuchte, sich vor Augen zu halten, wie sie sich gefühlt hatte, als Sieglinde auf der Lichtung zusammengebrochen war, so weit weg von einer ordentlichen Straße. Aber sie konnte sich doch nicht alles vom Krebs vermiesen lassen.

»Es tut mir leid«, sagte sie.

»Es tut mir auch leid«, sagte Robert. »Es ist gut, wenn du Spaß hast. Das hilft sicher auch irgendwie gegen …«

Wenn er jetzt noch mal »Du weißt schon, was« sagte, würde sie ihn gleich wieder anfahren.

»Robert«, sagte Anja deshalb schnell. Es gab diese Momente in einer Ehe, da musste man seinem Partner einfach ins Gesicht sagen, dass er nervte. Das zu tun, wenn man sich an entgegengesetzten Enden der Welt befand, war sicher nicht optimal, aber Anja konnte wirklich nicht länger warten. »Kannst du bitte damit aufhören? Nicht alles, was ich tue, muss gegen den Krebs helfen.«

Robert blinzelte. Er öffnete den Mund und schloss ihn wieder und sah dabei aus wie ein gestrandeter Fisch.

»Ich lebe nicht für den Krebs«, fuhr Anja fort. »Ich weigere mich, ihm mehr von meiner Zeit zu schenken, als er mir ohnehin schon stiehlt! Ich lebe für mich. Ich habe Spaß … für mich!« Sie wusste gar nicht genau, wo das herkam, aber es klang gut. Vielleicht hätte Sabine es kitschig gefunden, aber Anja fühlte sich nun besser.

Robert öffnete und schloss den Mund noch einmal. Dann sagte er: »So habe ich das noch gar nicht gesehen.«

»Ich weiß es sehr zu schätzen, dass du dir Sorgen um mich machst«, sagte Anja. Sieglinde wäre stolz auf sie gewesen. »Und wir sind ja vernünftig. Wir wissen, dass wir nicht alles machen können. Wir haben Machu Picchu nicht besichtigt, weil Sabine da oben vielleicht einen Kreislaufkollaps bekommen hätte.«

Robert nickte und wirkte plötzlich sehr erleichtert.

»Aber der Ausflug wird wirklich nicht gefährlich«, erklärte Anja ihm. »Wir fahren zu diesem Great Barrier Reef. Das ist nicht weit von der Küste entfernt. Wir können jederzeit zurück.«

»Das … klingt gut.« Robert lächelte. »Ich …« Er suchte nach Worten. »Ich hoffe, du hast viel Spaß. Ich bin sehr stolz auf dich.«

Anja wusste nicht, warum sie plötzlich Tränen in den Augen hatte.

Robert räusperte sich. »Ich hätte da übrigens noch eine Haushaltsfrage.«

Trotz der Tränen musste Anja lachen. Fast hatte sie den Eindruck, er wollte sie ablenken. Eilig wischte sie sich mit dem Ärmel die Augen trocken. »Ich hoffe, es ist nichts kaputtgegangen.«

»Na ja … angenommen, es wäre etwas kaputtgegangen. Angenommen, es wäre ein Loch in Carolins Lieblingsoberteil … das ein BH-Bügel beim Waschen hineingepikt hat …«

Das klang gar nicht gut. »Sag mir, dass er nicht unter die Trommel gerutscht ist und die Waschmaschine gleich mit zerstört hat.«

Roberts Augen wurden groß. »Das kann passieren?«

»Natürlich kann das passieren! Deshalb steht auf dem Zettel, den ich geschrieben habe, dass ihr BHs nur in diesem Netz waschen sollt. Da kommen die Bügel nicht raus.« Sie hatten den Zettel nicht gelesen. Oder ihn nur überflogen. Oder nur zur Hälfte gelesen. Sie hätte es sich ja eigentlich denken können.

»An den Zettel haben wir gar nicht mehr gedacht. Carolin hat jetzt angefangen, übers Wäschewaschen im Internet zu recherchieren. Anscheinend gibt es dazu Videoanleitungen.«

Da hatte der entkommene BH-Bügel ja immerhin etwas Gutes gehabt.

Anja schüttelte den Kopf. »Wenn ich ihr das nächste Mal was erklären will, mache ich auch ein Internet-Video.«

Das brachte Robert zum Lachen. »Na ja, ich wollte eigentlich auch nur wissen, ob es sich lohnt, das Oberteil aufzuheben, bis du wieder da bist. Nähen lernen wir so schnell wohl nicht.«

Anja hob die Schultern. »Hängt davon ab, wo das Loch ist, aber ich kann mal sehen, ob ich es wieder hinkriege.«

Robert nickte. »Dann wünsche ich dir wirklich ganz viel Spaß auf dem Boot. Aber du solltest dich echt noch mal erkundigen wegen dieser kleinen Quallen. Die sollen sehr giftig sein.«

Und Anja hatte geglaubt, die Haie wären das größere Problem …

»Da kannst du dich drauf verlassen. Sag Carolin liebe Grüße. Und ernährt euch bitte nicht nur von frittierten Käsebällchen.«

Wieder lachte Robert. »Keine Sorge. Wir finden auch gerade raus, wie man Pizza selber macht.«

Anja verdrehte die Augen.

Am nächsten Morgen schüttelte Anja gründlich ihre Schuhe aus, bevor sie sie anzog. Aber es hatte sich über Nacht nichts darin eingenistet. Im Frühstückssaal bestrich Gret bereits einen Bagel, eines dieser Brötchen mit Loch, mit etwas, was zumindest annähernd aussah wie Marmelade. Sabine saß daneben und verzog das Gesicht. Die anderen waren noch nicht da.

Gret winkte Anja fröhlich zu. Dann deutete sie auf ihren Bagel und sagte: »Wädschemeit. Lecker!«

»Wädschemeit« klang ganz eindeutig nicht nach Marmelade. Anja war sich nicht sicher, wonach es klang. Vielleicht ein bisschen giftig.

»Ich rate dir dringend davon ab, dieses Zeug zu probieren«, sagte Sabine, während Anja sich setzte. Nun stieg ihr von Grets Teller ein malziger Geruch in die Nase.

Ihr Magen befand ihn für fast so schlimm wie den von Bacon.

»Was ist das?«, fragte sie trotzdem.

Gret war zu sehr mit Kauen beschäftigt, also übernahm Sabine die Erklärung. »Vegemite.« Sie sprach es sehr viel deutlicher aus als Gret. »So eine Art National-Brotaufstrich. Die Australier sind sehr stolz darauf.« Sabine verzog das Gesicht. »Auch darauf, dass praktisch niemand aus dem Ausland das Zeug mag.« Anja beobachtete Gret dabei, wie sie genüsslich erneut von ihrem Bagel abbiss.

Sabine schniefte. »Vielleicht ernennen sie Margarete jetzt zur Australierin ehrenhalber.«

»Und was würdest du zum Frühstück empfehlen?«, fragte Anja. Auf dem leeren Teller an Sabines Platz entdeckte sie neben einigen Krümeln eine Bananenschale. Obst gab es also schon mal. Das war gut.

»Meide das Brot«, riet Sabine ihr. »Das ist genauso wie in Amerika.«

»Ich versteh das net«, sagte Gret mit vollem Mund, »was so schwer do dran is, ordentliches Brot zu backe. Wenn's hier keine Bagels gab, tat man das leckere Wadschemeit gar net esse könne.«

Sabine verdrehte die Augen.

»Wie sind die Blutwerte?«, fragte Anja schnell, bevor die beiden wieder anfangen konnten zu streiten. Aber das war wohl die falsche Frage. Sabines Miene verdüsterte sich.

»Nicht ganz schlecht«, behauptete sie. »Gut genug für einen Bootsausflug.«

Das klang so, als müsste Marion sich wieder Sorgen machen. Anja versuchte, sich keine Sorgen zu machen.

Sie hatte ja gerade erst Robert darum gebeten, genau das nicht zu tun.

Sie wusste außerdem, wie anstrengend es war, wenn jeder einen ständig fragte, ob es einem auch wirklich gutging. Natürlich ging es einem nicht wirklich gut. Immerhin war man krank. Wenn Sabine aber sagte, dass es ihr den Umständen entsprechend gut genug gehe, dann war es sicher auch für sie eine willkommene Abwechslung, wenn ihr einfach mal jemand glaubte.

»Wirklich«, bekräftigte Sabine noch einmal. Es war wohl schon ein Reflex.

Während Anja ihr Chemo-Medikament zusammen mit einem Frischkäse-Bagel zu sich nahm, stießen auch Marion und Hertha zu ihnen. Marion machte sich offensichtlich bereits Sorgen, ganz ohne Sabines Blutwerte zu kennen. Sie verschüttete ein wenig Kaffee auf ihrer Untertasse, dann setzte sie zu einer Rede an.

»Wir werden nachher abgeholt«, erklärte sie. »Ihr braucht alle Gepäck für drei Tage. Den Rest können wir bei der Firma lagern, die die Tour organisiert. Auf dem Boot ist nicht so viel Platz.«

»Ich hoffe, es ist zumindest genug Platz, dass man nicht drei Tage lang in denselben Klamotten herumlaufen muss«, sagte Sabine.

»Also, Sachen zum Wechseln sollten schon drin sein«, entgegnete Marion zerstreut. Im nächsten Moment warf sie fast ihre Kaffeetasse um, als sie danach griff.

»Ich habe noch mal nachgesehen«, sagte sie. »Eigentlich dürfte es auf dieser Bootstour keine ... ähm ... interessanten Überraschungen geben.«

»Schade«, sagte Hertha so leise, dass nur Anja neben ihr es hören konnte.

Das war es also. Marion dachte wohl an die Bootstour in Frankreich zurück, deshalb war sie so nervös. Vielleicht war es keine so gute Idee, sie jetzt auf Haie und kleine giftige Quallen anzusprechen. Sicher achteten die Australier darauf, dass bei ihnen nicht zu viele Touristen gefressen wurden, damit sie vor dem Rest der Welt nicht schlecht dastanden.

»Ich hoffe nur, ihr habt alle euer Badezeug dabei«, fuhr Marion fort. »Vom Boot aus kann man schwimmen und auch schnorcheln, wenn man will. Es gibt sogar jemanden, der einem erklärt, wie das geht.«

Sicher würden die Australier nirgendwo Touristen schnorcheln schicken, wo es gefährliche Tiere gab. Andererseits servierten sie ihnen zum Frühstück Vegemite ...

»Ich hoff, ich werd net seekrank«, ließ sich Gret vernehmen.

Das war auch noch so eine Sache. Seit Anja die morgendliche Tablette genommen hatte, signalisierte ihr Magen deutlich, dass sie besser nicht noch mehr aß. Immerhin, wenn sie sich über die Reling übergab, lenkte das eventuell die Haie ab.

Auf dem Weg zum Hafen sprang schließlich Marions Nervosität auf Anja über. Erst jetzt drang wirklich zu ihr durch, dass sie drei Tage lang keinen Kontakt zu ihrer

Familie haben würde. Hatte sie Robert alles Wichtige mitgeteilt? Hätte sie ihn vielleicht daran erinnern sollen, die Blumen mal zu gießen? Sie hatte einen Zettel geschrieben, aber für die Waschmaschine hatte sie ja auch einen Zettel geschrieben. Hoffentlich war nicht schon irgendwas vertrocknet. Wenn sie wieder an Land waren, musste sie Robert definitiv danach fragen. Sie atmete tief durch und versuchte, sich daran zu erinnern, was sie in *Loslassen – mit mehr Freude ins Leben* gelesen hatte.

»Seht mal!«, rief Hertha und deutete aus dem Fenster. »Hier gibt's ja auch einen Strand.«

Anja hatte gar nicht bemerkt, dass sie schon so nah am Meer waren. Nun blickte sie auf einen Streifen Sand rechts der Straße hinaus, hinter dem sich das Meer bis zum Horizont erstreckte. Auf dem Sand verteilt lagen einige Baustämme, die … Anja stockte. Hatte einer der Baumstämme gerade geblinzelt?

»Sind das Krokodile?«, fragte Marion.

Ihr Taxifahrer bestätigte das. Er klang dabei sehr stolz. Wahrscheinlich konnte kein anderes Land von sich behaupten, Strände mit echten Alligatoren zu haben. Selbst beim Stolzsein musste man wohl nehmen, was man kriegen konnte.

»Deshalb muss man hier also mit em Boot rausfahre, um schwimme zu gehen«, sagte Gret.

Das Boot sah aus wie die Fähre, mit der Anja und Robert vor Jahren mal nach Helgoland gefahren waren. Unter Deck gab es mehrere Kajüten, in denen man sich zwischen einem Doppelstockbett und einem schmalen Schrank gerade so umdrehen konnte. Anja teilte sich eine mit Hertha.

»Würdest du das obere Bett nehmen?«, fragte Hertha schüchtern. »Ich bin nicht so gut mit Leitern.« Sie zeigte ihre geröteten Hände. Anja hatte sich schon gefragt, wie sie unauffällig das obere Bett für sich beanspruchen konnte. Da kam das Kind in ihr durch.

Während sie noch ihre Sachen verstauten, vibrierte das Deck unter ihren Füßen. Das Boot legte ab. Anjas Gehirn nutzte just diesen Moment, um die Frage aufzuwerfen, was sie beim Schwimmen eigentlich mit ihrer Perücke machen sollte. Salzwasser tat der sicher nicht gut. Vielleicht hätte sie in Cairns eine Badekappe kaufen sollen, damit sie nicht glatzköpfig ins Wasser musste.

»Danke, Gehirn«, murmelte sie. »Dass dir das gerade dann einfällt, wenn kein Badekappen-Laden mehr in der Nähe ist.«

»Was?«, fragte Hertha. Anja winkte ab.

Als sie an Deck zurückkehrten, kam ihnen Sabine entgegen. Sie trug einen schwarzen Bikini, einen Wickelrock und einen breitkrempigen Sonnenhut. Kein Wunder, dass sie sich Sorgen um die erlaubte Gepäckmenge gemacht hatte. Allein der Hut nahm wahrscheinlich genauso viel Platz in Anspruch wie Anjas gesamte Wäsche für drei Tage.

»Marion und ich haben schon unseren Schnorchellehrer gefunden!«, verkündete sie. »Kommt mit.«

Sabine führte Anja und Hertha zum hinteren Ende des

Bootes, vorbei an Leuten in Neoprenanzügen, die gerade damit beschäftigt waren, sich Sauerstoffflaschen auf den Rücken zu schnallen. Plötzlich fühlte sich Anja zu dem Rafting-Ausflug in Frankreich zurückversetzt. Vielleicht war Marions Nervosität doch berechtigt gewesen.

»Ähm … Wir sind ganz sicher, dass wir nur schnorcheln und nicht richtig tauchen, oder?«, fragte sie vorsichtig. Sie wusste nicht, ob sie die Aussicht auf einen richtigen Tauchgang schlecht finden sollte, aber diesmal wäre sie zumindest gerne vorbereitet.

»Ich habe das gerade geklärt.« Marion kam ihnen entgegen. Sie wirkte immer noch ein bisschen aufgekratzt. »Glaube ich.«

Sabine schnaubte. »Sie meint, sie hat den Schnorchellehrer so lange mit Fragen gelöchert, bis er mir fast schon leidgetan hat.«

Marion warf ihr einen beleidigten Blick zu. »Wenn ich das in Frankreich auch gleich gemacht hätte, hätten wir …« Sie stockte. »Hätten wir …«

»Weniger Spaß gehabt?«, schlug Hertha vor.

»Die Raftingtour war wirklich nicht schlecht«, sagte nun auch Sabine.

»Du solltest aufhören, dir deswegen Vorwürfe zu machen«, besänftigte Anja Marion. »Und Tauchen ist sicher auch sehr interessant, falls wir das hier tun können.«

Marion sah blinzelnd von einer zur anderen. »Ihr würdet gerne tauchen?«

Anja hob die Schultern. Jetzt konnte sie keinen Rückzieher mehr machen, ohne Marion in tiefe Selbstzweifel zu stürzen. Da half nur noch Augen zu und durch. »Wir haben in Peru genug am Pool herumgehangen. Wird wieder Zeit für was Spannendes, oder?«

Hertha murmelte zustimmend.

»So schwer ist das sicher nicht«, behauptete sogar Sabine.

»Ihr hattet wirklich Spaß bei der Raftingtour?«, fragte Marion. Konnte sie denn immer noch nicht glauben, dass eine Abweichung von ihrem Plan, und dann auch noch so eine spektakuläre, etwas Gutes bedeuten konnte?

Alle nickten, und Anja bemühte sich, das besonders heftig zu tun. Als Marion sie skeptisch ansah, hob sie die Schultern. »Noch mal muss ich so was nicht machen, aber das war eine wirklich abenteuerliche, interessante Erfahrung.«

Marion lachte, und endlich entspannte sich ihre Haltung. »Ihr seid ja verrückt. Allerdings habe ich eine schlechte Nachricht für euch. Wir dürften gar nicht tauchen.« Anja fühlte sich ein kleines bisschen erleichtert, auch wenn sie das unter keinen Umständen Marion gegenüber zugegeben hätte.

»Für einen Tauchkurs braucht man eine ärztliche Bescheinigung, dass man körperlich fit ist und derzeit keine Medikamente nimmt«, fuhr Marion fort.

»Ah.« Jetzt wäre Anja allerdings doch gerne getaucht. Schon allein aus Prinzip.

Wenig später stellte Marion Anja und Hertha einen Mann vor, der hinten auf dem Boot gerade damit beschäftigt war, Taucherbrillen und Schnorchel zu sortieren. »Das ist Riley. Er spricht ein bisschen Deutsch, und er gibt uns später eine kleine Einführung ins Schnorcheln.«

Riley lächelte ihnen zu. Er hatte dunkle wettergegerbte Haut, und unter seinem Hut, der Anja an den Typ mit den Krokodilen erinnerte – wie hieß der denn nur? –, zeigte sich erstes Grau an den Schläfen. Aber seine Bewegungen waren geschmeidig, als er aufstand und den Hut lüpfte. »Meine Damen«, sagte er mit einem deutlichen Akzent.

»Der ist aber sehr fesch«, flüsterte Hertha Anja zu.

Im nächsten Moment senkte sie schnell den Kopf, weil der Mann sie direkt anschaute. »Ah, ich sehe … something special … etwas Besonderes.«

Hertha errötete deutlich. Anja hatte gar nicht gewusst, dass ein Mensch so schnell die Farbe wechseln konnte.

»Die … glasses … ah … Brille«, fuhr Riley fort und deutete auf das Brillengestell auf Herthas Nase. »Brauchen Taucherbrille mit Brillenstärke.« Er lächelte Hertha freundlich zu und winkte sie näher. Immer noch hochrot im Gesicht, trat sie vor.

»No worries«, versicherte er ihr. Das hatte Anja auch schon ein paar der Angestellten im Hotel sagen hören. Sabine übersetzte es mit »Keine Sorge«, obwohl Marion darauf bestand, dass das »Don't worry« heißen müsste. Aber die Australier wussten wohl besser als Marion, wie man richtig Englisch sprach.

»Wir finden was for you. Damit Sie können richtig sehen die fishes.« Offensichtlich neigte sich Rileys Vorrat an deutschen Wörtern dem Ende zu.

Während er in einer Mischung aus Deutsch und Englisch versuchte, Herthas Brillenstärke herauszufinden, blickte Anja die Spur aus aufgewühltem Wasser entlang, die das Boot hinterließ. Jenseits davon ragte die grüne Küste von Cairns aus dem Wasser und entfernte sich schnell. Das Meer hatte dieses Blau, das Anja nur von Postkarten tropischer Inseln kannte.

»Erstaunlich.«

»Was?«, fragte Marion neben ihr.

Anja deutete aufs Meer hinaus. »Die Farbe. Ich dachte immer, die wäre nicht echt. Dachte, die machen was mit den Postkarten, damit sie so aussehen.«

»Schön, nicht wahr?«, sagte Marion.

Anja nickte. Hoffentlich hatte Sieglinde es gewusst. Dass die Farbe echt war. Niemand sollte in dem Glauben sterben, die Welt wäre viel weniger bunt, als sie war.

Cairns war nur noch ein grüner Strich am Horizont, als das Boot schließlich langsamer wurde. Sofort schaukelte es etwas mehr auf den Wellen. Anjas Magen rebellierte, aber das konnte auch von der Chemotablette kommen. Sicher kam es nur von der Tablette. An Deck standen die Taucher in voller Montur bereit. Sie sahen aus wie eine Horde Außerirdischer, die beschlossen hatte, das Boot zu übernehmen. Aber zum Glück gab es noch ein paar andere Leute, die auch nur schnorcheln wollten. Ein Ehepaar aus Sydney und ein junger Mann aus Japan, der, wie Gret erstaunt bemerkte, nicht jede freie Minute damit verbrachte, Fotos zu machen. Allerdings hatte er eine wasserfeste Kamera dabei und redete sehr aufgeregt in gebrochenem Englisch davon, dass er unbedingt eine Schildkröte fotografieren wolle. Australische Schildkröten waren nicht giftiger als die Schildkröten im Rest der Welt, wie es schien. Das war immerhin etwas. Anja wünschte sich, sie hätte auch an eine wasserfeste Kamera gedacht. Ausgerechnet Hertha dagegen schien das Versäumnis nicht zu bedauern. Sie war zu sehr damit beschäftigt, wie ein Schulmädchen über irgendetwas zu kichern, was Riley gesagt hatte.

Gret stieß Anja den Ellenbogen in die Rippen. »Willst du dich net mal umziehe gehn?« Sie selbst trug bereits einen großen geblümten Einteiler. Auch Marion und Hertha waren schon in Badeanzüge geschlüpft.

Anja hob die Schultern. »Ich versuche noch zu entscheiden, ob ich glatzköpfig schwimmen gehen oder die Perücke ruinieren soll.«

Allerdings würde sie dann den Rest der Reise mit ruinierter Perücke verbringen müssen. Das wollte sicher niemand.

»Es Sabinche hat 'ne Badekapp«, sagte Gret. »Han es vorhin unten damit gesehe.«

War ja klar, dass Sabine an so was gedacht hatte. »Aber die braucht sie ja selber«, sagte Anja.

»Hm …« Gret strich sich über das Kinn, dann zog sie ihr Blümchentuch vom Kopf. Darunter kam raspelkurzes Haar zum Vorschein. Erst jetzt fiel Anja auf, dass sie die

Bäuerin tatsächlich noch nie ohne ihr Kopftuch gesehen hatte. Sie hatte nur irgendwann aufgehört, es wahrzunehmen. Und sie hatte nie daran gedacht, dass sich darunter auch die Auswirkungen einer Chemotherapie verbergen könnten. Es hatte immer so passend bäuerlich gewirkt. Und Gret so stabil und gesund, dass Anja schlicht vergessen hatte, dass sie das Gleiche durchgemacht hatte wie sie alle.

Gret strich sich über die Stoppeln. »Bei mir kommt's schon wieder, schau. Und es Sieglinde hatte recht. Is ganz weich.«

Dann hielt sie Anja das Kopftuch hin. »Das sollt's tun, hm?«

Vielleicht lag es daran, dass Gret Sieglinde erwähnt hatte, aber plötzlich musste Anja Tränen wegblinzeln. Was war nur im Moment mit ihr los?

Sie räusperte sich. »Sicher, dass du es nicht selbst brauchst? Die sind schon noch ein bisschen kurz.«

Gret winkte ab. »Wo gehobelt wird, fliege ebe Späne. Und bei mir hat's jo was Gutes. Mit Glück han ich's jetzt hinter mir. Du kannst das Tuch womöglich mehr gebrauche.«

Schnell und etwas unbeholfen umarmte Anja Gret. »Danke.«

Gret klopfte ihr auf den Rücken. »Kei große Sach. Kei große Sach.«

»Du steckst das alles so gut weg«, murmelte Anja, als sie die Umarmung löste.

Gret schüttelte den Kopf. »Du hättst mich fluche sehe

müsse während derer Kotzerei. Wenn man schwach is und nix tue kann, das is das Schlimmste.«

Anja nickte. Sie konnte sich Gret auch schwer grübelnd in einem Krankenbett vorstellen.

»Jetzt, wo die Kotzerei vorbei is, kann's nur noch besser werde.« Gret strich sich noch einmal über das kurze Haar und zwinkerte Anja zu. »Und es Sabinche hat gesagt, kurz is grad in.«

Anja lachte, als sie versuchte, sich Gret mit einer modischen Kurzhaarfrisur vorzustellen. Vor allem die Kombination mit einer Blümchenbluse hätte Sabine sicher dazu gebracht, die Hände über dem Kopf zusammenzuschlagen. Und Anja hegte den leisen Verdacht, dass die beiden dann heimlich ihren Spaß daran gehabt hätten, für die nächsten paar Tage über das Thema zu streiten.

Unter Deck wurde die Übelkeit schlimmer. Eilig schlüpfte Anja in ihren Badeanzug, setzte die Perücke ab und band sich das Kopftuch so um, dass man nicht mehr sehen konnte, dass sich darunter keine Haare versteckten. Erleichtert atmete sie auf, als sie wieder auf Deck ging und den Blick auf den Horizont richten konnte. Das schien ein wenig zu helfen.

»Oh nein!«, rief Sabine. »Ist Grets Modegeschmack jetzt auch noch ansteckend?«

Anja rang sich trotz ihres rebellierenden Magens ein Grinsen ab. »Alles kommt irgendwann wieder.«

Im nächsten Moment traf eine besonders hohe Welle das Boot und ließ es schwanken. Anja stürzte zur Reling, um die Fische zu füttern.

Die Sache hatte drei gute Aspekte: Zum einen ging es ihr danach deutlich besser. Zum anderen hatte sie die Chemotablette mehr als eine Stunde vorher genommen. Sie musste sich also keine Sorgen machen, dass die jetzt nicht richtig wirkte. Außerdem hatte Hertha sie festgehalten, während Anja über der Reling gehangen hatte, vielleicht aus Angst, sie könnte ihrem Mageninhalt sonst über Bord folgen. Das bedeutete, dass sie nun zu zweit den Schnorchelkurs bei Riley nachholten, den die anderen bereits gemacht hatten, während sich Anja elend gefühlt hatte. Anja hatte Herthas Augen noch nie so leuchten sehen.

»Was ist, wenn mir noch mal schlecht wird?«, fragte Anja dagegen zuerst.

»Nicht im Wasser!«, beteuerte Riley. »Motion sickness … uhm … Seekrankheit ist, wenn Schiff sich bewegt unter dir, aber Körper fühlt, du stehst sicher. Nicht im Wasser.«

Es dauerte eine Weile, bis Anja verstand, was der Schnorchellehrer meinte. Offensichtlich entstand Seekrankheit, wenn das Gehirn die Bewegung, die man spürte, nicht mit der Tatsache in Einklang bringen konnte, dass man scheinbar festen Boden unter den Füßen hatte. Dafür, dass das menschliche Gehirn angeblich so hochentwickelt war, konnte man es echt leicht durcheinanderbringen.

Da man im Wasser keinen festen Boden unter den Füßen hatte, nicht mal zum Schein, erledigte sich das Problem dort auf jeden Fall von selbst.

Vom Heck des Bootes führte eine Leiter auf eine Plattform, die direkt auf dem Wasser lag. Dort gab es sogar ein paar Stufen mit Haltegriffen, wie Anja sie von Schwimmbecken kannte. Als wäre das Meer einfach nur ein großer Swimmingpool.

Hertha hing wie gebannt an Rileys Lippen, während er erklärte, wie man durch einen Schnorchel atmete. »Nicht zu tief tauchen«, mahnte er. »Nur so tief wie Schnorchel lang.«

Das ergab Sinn, wenn man kein Wasser atmen wollte. Riley machte außerdem vor, wie man den Schnorchel wieder auspustete, falls doch mal Wasser hineingeraten sollte. Diese Vorführung war ganz eindeutig nicht »fesch«, aber sie brachte Hertha zum Lachen, was auch eine Leistung war.

»Was ist mit Haien?«, traute sich Anja schließlich zu fragen.

Riley lächelte. »Riffhaie nicht sehr groß. Beißen nicht oft. Einfach nicht ärgern.«

Das klang nicht so schwer.

»Und kleine Quallen?«

»Irukandji?«, fragte Riley. »Nicht anfassen!«

Das hatte sich Anja schon fast gedacht. »Und wenn ich aus Versehen eine berühre?«

Riley zog eine Miene, mit der man früher im alten Rom wahrscheinlich die Gladiatoren in die Arena geschickt hatte. So giftig waren diese Quallen also. »Sofort zurück zum Boot«, sagte er trotzdem. Den Touristen durfte man wohl keine Angst machen. »Hilfe rufen. Aber sehr selten hier. Saison ist vorbei. No worries.«

Anja wollte noch genauer nachfragen, wie hoch die Überlebenschancen waren, wenn man eine dieser Irukandji-Quallen berührte, aber das traute sie sich schließlich doch nicht. Außerdem, hatte sie in Las Vegas nicht gerade beschlossen, dass Statistiken keine Macht über sie hatten? Sie würde mit Brustkrebs und Knochenmetastasen vor der Küste Australiens im Meer schnorcheln. Wahrscheinlich hatte ohnehin noch nie jemand daran gedacht, zu so einem Fall Statistiken zu erstellen.

Als Nächstes teilte Riley Schwimmflossen aus, in die man hineinschlüpfte wie in normale Schuhe. Als Anja damit testweise ein paar Schritte ging, fühlte sie sich wie eine besonders tollpatschige Ente. Aber immerhin sollte man damit auch nicht gehen, sondern schwimmen, und das konnten Enten bekanntlich gut.

Vorsichtig ließ sie sich ins Wasser gleiten. Das Meer war kühl, aber nicht zu kalt. Die Wellen schlugen leicht gegen ihren Körper, hoben sie sanft auf und ab. Und tatsächlich ließ ihre Übelkeit ein wenig nach. Sie schwamm am anderen Ende der Welt im Meer. Und nicht nur das. Es ging ihr außerdem gut genug, dass sie es genießen konnte. Es fühlte sich an wie ein Sieg.

Als Anja das erste Mal den Kopf unter Wasser steckte, vergaß sie komplett, wie man durch den Schnorchel atmete. Keuchend tauchte sie wieder auf, und versuchte es gleich darauf ein zweites Mal. Es war, als würde sie in einem riesigen Aquarium schwimmen. Das Wasser war sehr klar und nicht sonderlich tief. Zumindest wuchsen die Korallen bis dicht unter die Wasseroberfläche. Sie bildeten eine außerirdisch anmutende Landschaft, in der sich Unmengen bunter Fische tummelten. Regenbogenfarbene Schwärme schossen vor Anja davon, als sie vorsichtig mit ihren Schwimmflossen paddelte und so durchs Wasser glitt.

In Roberts Welt, in der Rohkost und lustige Filme etwas gegen Krebs bewirken konnten, wäre Anja in diesem Moment sicher schlagartig gesund geworden. Dr. Steiner würde seine Patienten einfach nach Australien schicken, und das wäre sogar billiger als eine Chemotherapie. Die Welt wäre ein besserer Ort. Obwohl sie schon ein recht guter Ort war, immerhin enthielt sie das Great Barrier Reef. Carolin würde so neidisch sein.

Plötzlich schwappte Wasser in ihren Schnorchel. Hustend tauchte Anja auf. Hinter ihr erhob sich das Boot als beruhigend großer weißer Fixpunkt mitten auf dem Meer. Vor sich sah sie nun weitere Köpfe mit Schnorcheln aus dem Wasser ragen. Jemand winkte.

»Anja!«

Anja fragte sich, woran die anderen sie erkannt hatten, da fiel ihr Grets Kopftuch ein. Das war wohl unverwechselbar. Neben der winkenden Person erkannte sie nun auch eine pinkfarbene Badekappe, die sicher Sabine gehörte. Langsam schwamm sie näher.

Marion winkte noch einmal. Sie strahlte über das ganze Gesicht. »Wir haben Nemo gefunden!«

Tatsächlich hatten Sabine, Marion und Gret eine Ansammlung von Seeanemonen entdeckt, zwischen denen orangeweißgestreifte Fische lebten. Zu viert tauchten sie unter, um zu beobachten, wie die Fische zwischen den Pflanzen umherschwammen, die Anja ein bisschen an das Ende eines Wischmopps erinnerten.

Als sie wieder aufgetaucht waren, erklärte Marion: »Die heißen Clownfische.«

»Die han ja gar kei Angst vor uns«, stellte Gret erstaunt fest.

»Die Seeanemonen halten Räuber fern«, sagte Marion. »Sie haben ähnliche Tentakel wie manche Quallen und können stechen. Das stand im Reiseführer.«

»Komische Pflanze, das«, sagte Gret.

Sabine schniefte. »Das sind keine Pflanzen, sondern Tiere.«

Das hatte Anja auch nicht gewusst. Sie hatte zwar schon davon gehört, dass es Tiere gab, die sich als Pflanzen tarnten. Aber mit ihren bunten Tentakeln verhielten sich die Seeanemonen zwischen den rötlichen Korallen auf dem grauen Fels nicht gerade unauffällig. Vielleicht machte es ihnen auch einfach nur Spaß, Menschen zu verwirren. Genau wie Pilzen. Anja hatte mal gelesen, dass Pilze eine eigene Kategorie bildeten, weder Tiere noch Pflanzen. Manche Lebewesen brauchten wohl einfach eine Extrawurst.

»Seltsame Viecher, dann halt!« Gret schüttelte den Kopf. »Pflanze, die aussehe wie Stein, und Tiere, die aussehe wie Pflanze … Könne die sich net mal entscheide?«

»Die Seeanemonen finden dich sicher auch ziemlich seltsam«, gab Sabine zurück. So konnte man es wohl auch sehen.

Sie tauchten noch einmal unter, um die Clownfische zu beobachten. Bewegten sich die Tentakel der Seeanemonen nicht tatsächlich ein bisschen anders, als man es bei der leichten Strömung erwartet hätte? In diesem Moment schwamm ein silberner Fisch ein bisschen zu dicht an die Tentakel heran. Ein paar davon schnellten vor und zogen den Fisch tiefer in die Anemone hinein. Anja schnappte durch ihren Schnorchel nach Luft, Gret machte große Augen. Hinterhältige Tierchen. Erst nach einer Weile merkte Anja, dass Marion sie anstupste. Sie deutete auf irgendetwas rechts von ihnen. Im ersten Moment sah Anja nur einen grauen Schemen. Dann tauchte sie ruckartig auf. Nach ihr kamen auch die anderen hoch.

»Das ist ein Hai!«

»Wo?« Gret tauchte noch mal unter, kam gleich darauf prustend wieder hoch. »Das is echt en Hai! Außer es gibt hier Pflanze, die aussehe wie Haie.«

Völlig ausschließen konnte man das nach der Sache mit den Anemonen wohl nicht, aber es kam Anja nicht sonderlich wahrscheinlich vor.

»Ein ganz kleiner«, versuchte Marion sie zu beruhigen. »Riffhaie sollen angeblich nicht gefährlich sein.« Aber auch sie starrte besorgt in die Richtung, in der sie den Hai gesehen hatten.

Anja räusperte sich. »Ich habe mal gehört, dass Haie die Flucht ergreifen, wenn man ihnen gegen die Schnauze boxt.«

Sabine schnaubte. »So nah möchte ich an einen Hai gar nicht herankommen.«

»Ich tät den boxe!«, verkündete Gret. »Wenn er versucht, mich zu beiße!«

»Ich wette, er hat mehr Angst vor uns als wir vor ihm«, sagte Marion.

In dem Fall musste er ziemliche Angst haben. Anja tauchte noch mal unter. Der Hai glitt gemächlich über die Korallen hinweg, und Schwärme von Fischen flitzten vor ihm davon. Er war wirklich nicht groß. Für einen Hai. Ziemlich lang, aber kaum breiter als der alte Nachbarskater, der immer in Anjas Blumenbeete pinkelte.

Er kam auf sie zu.

Anja tauchte wieder auf. »Er kommt her.«

Marion wurde sichtlich bleich.

»Ich box den!«, verkündete Gret noch einmal.

»Sollen wir wegschwimmen?«, fragte Anja.

Marion kaute nervös auf ihrer Unterlippe herum. »Was, wenn wir damit seinen Jagdinstinkt wecken?«

Das war eine gute Frage. Gab es nicht Reptilien, die einen einfach für einen Teil der Landschaft hielten, solange man ruhig blieb? Vielleicht galt das ja auch für Haie. Anja brach vorsichtshalber das Wassertreten ab und tauchte wieder unter. Sie hörte noch, dass Sabine etwas sagte, verstand sie aber nicht mehr. Der Hai hatte sie fast erreicht. Anja bemühte sich, gleichmäßig durch den Schnorchel zu atmen. Vielleicht interessierte er sich einfach für die Clownfische. Vielleicht hatten sie sich einen schlechten Ort zum Wassertreten ausgesucht.

Der Hai schwamm genau zwischen Marion und Sabine hindurch.

Anja versuchte, gleichzeitig aufzutauchen und sich möglichst nicht zu rühren. Sie bekam gerade so das Gesicht über Wasser und zog sich den Schnorchel aus dem Mund. »Bewegt euch jetzt besser gar nicht.«

»Oh Gott«, sagte Marion. »Wie dicht ist er?«

In diesem Moment berührte etwas Anjas Bein. Sie schrie. Dann brauchte sie ihre ganze Konzentration, um nicht nach dem Ding zu treten, das sie berührt hatte. Sie hörte, wie die anderen durcheinanderriefen, aber sie verstand nur Bruchstücke. Gret spähte mit geballter erhobener Faust ins Wasser. Sabine schien sie davon abhalten zu wollen, tatsächlich einen Boxkampf mit dem Hai zu beginnen. Marion betonte, dass es wichtig sei, ruhig zu bleiben, während sich ihre Stimme gleichzeitig überschlug.

Anja hielt den Atem an und versuchte, auf dem Wasser zu treiben, ohne sich zu rühren. Erst nach einer Weile wagte sie auszuatmen. Sie schob sich wieder den Schnorchel in den Mund und tauchte erneut unter. Vom Hai war nur noch die Schwanzflosse zu sehen. Anja hatte das Gefühl, dass er über sie lachte.

Am Abend war die Stimmung auf dem Boot ausgelassen. Die Taucher hatten eine ziemlich große Schildkröte gesehen, wie sie berichteten. Yusaku, der Japaner mit der wasserfesten Kamera, wirkte etwas geknickt, als er das hörte, denn er hatte den ganzen Tag über vergeblich nach einer gesucht. Aber er zeigte stolz einige beeindruckende schildkrötenlose Unterwasseraufnahmen herum, die er gemacht hatte. Riley erzählte Hertha von dem einen Mal, als er einem echten Hai begegnet war, und sie lachte und schnappte an genau den richtigen Stellen nach Luft.

Anja beugte sich zu Marion hinüber, die neben ihr in einem Sonnenstuhl saß, diesmal mit einem nicht-alkoholischen Drink. »Sag mal …«

Marion sah auf. »Sag mir bitte nicht, dass wir irgendwas Wichtiges vergessen haben. Hast du deine Medikamente dabei?«

Anja musste lachen. »Keine Sorge. Es geht um Hertha.«

Marion schaute zu Hertha und Riley hinüber. »Sie sieht ziemlich glücklich aus, nicht?«

Anja nickte. »Die Sache ist … wenn ich zufällig wüsste, dass Herthas Heinz sich mit einer anderen Frau trifft …«

Marion verschluckte sich an ihrem Drink. »Was?«, stieß sie zwischen zwei Hustern hervor.

Nun beugten sich auch Sabine und Gret näher.

»Na ja …«, fuhr Anja fort. »Carolin hat so ein Gerücht gehört, und jetzt frage ich mich, ob ich Hertha davon erzählen sollte, und wenn ja, wann.«

Alle vier blickten sie zu Hertha und Riley hinüber. Der Schnorchellehrer machte gerade weit ausholende Bewegungen mit den Armen, als wollte er einen zuschnappenden Hai darstellen. Er wirkte ziemlich lächerlich, aber Geschmäcker waren ja bekanntlich verschieden.

»Ich würde es ihr sagen, während sie noch die Gelegenheit hat, Riley nach seiner Telefonnummer zu fragen«, sagte Sabine schließlich. »Falls sie sich so was überhaupt traut.«

Marion schnappte nach Luft. »Sabine!«

»Das kommt ja net oft vor«, sagte Gret. »Aber do bin ich mit dem Sabinche einer Meinung.«

»Hat der Robert eigentlich noch mal was vom Heinz gehört?«, fragte Hertha später am Abend, als sie in ihren Betten lagen. Es klang fast ein wenig schuldbewusst, obwohl sie doch gar nichts getan hatte, als sich eine Geschichte über einen Hai anzuhören.

Anja starrte an die Decke der Kabine. Sollte sie oder sollte sie nicht?

»Er ist bei Gerhardts in den Misthaufen gefallen«, sagte sie, um Zeit zu gewinnen.

Sie hörte, wie Hertha im Bett unter ihr die Hände vor den Mund schlug. »Oh nein!«

»Es ist nichts passiert«, beeilte sich Anja zu versichern. »Grets Mann hat ihn wieder rausgefischt.«

Hertha atmete hörbar auf.

»Außerdem holt ihn hin und wieder eine wasserstoffblonde Frau von der Arbeit ab.« Jetzt war es raus. Aber Anja gratulierte sich selbst zu der neutralen Formulierung. Das konnte alles heißen, oder? Vielleicht war sie einfach eine Freundin. Vielleicht war sein Auto kaputt, und sie war seine Mitfahrgelegenheit. Wer konnte das schon sagen?

»Oh«, sagte Hertha nur. Für eine Weile war sie still. Anja glaubte schon fast, dass sie eingeschlafen war, als Hertha erneut das Wort ergriff.

»Weißt du, ich hätte mich vor sechs Jahren mal fast vom Heinz scheiden lassen.«

Was sagte man zu so was? Anja versuchte es mit einem »Hm«, das alles bedeuten konnte.

»Aber was hat der gejammert! Dass er mich braucht und gar nicht weiß, was er ohne mich tun soll. Und er hat versprochen, abends nicht mehr so viel in die Kneipen zu gehen und meinen Geburtstag nicht mehr zu vergessen und die dreckigen Schuhe vorne im Flur auszuziehen und nicht erst im Wohnzimmer.«

»Und das hat nicht so lange gehalten?«, fragte Anja vorsichtig.

»Das mit den Schuhen nicht«, sagte Hertha. »Aber jetzt bringt er öfter Bier mit heim und trinkt es vorm Fernseher, statt in der Kneipe Fernsehen zu schauen.«

Anja konnte sich nicht entscheiden, ob das besser oder schlechter war. »Hat er sich an deinen Geburtstag erinnert?«

»Einmal.« Hertha schwieg einen Moment. »Da hat er mir Blumen mitgebracht. Und später hat sich der Nachbar beschwert, weil der Heinz seine Blumenbeete verwüstet hatte.«

»Oh«, sagte Anja. Vielleicht gab es Leute, die einfach nichts auf die Reihe bekamen. Möglicherweise konnten die nicht mal was dafür. Musste man Heinz anrechnen, dass er es versucht hatte? Allerdings, wenn man damit anfing, war man irgendwann dabei, Leuten dazu zu gratulieren, dass sie atmeten.

»Und seit ich krank geworden bin, geht's ihm gar nicht gut.«

Für einen Moment war sich Anja nicht sicher, ob sie das richtig gehört hatte. Sie rollte sich herum und sah über die Kante ihres Bettes zu Hertha hinunter. »*Ihm* geht's nicht gut, seit *du* krank geworden bist?«

Im Halbdunkel kratzte Hertha sich am Kopf. »Na ja, er macht sich so viele Sorgen. Und er kann damit nicht so gut umgehen, weißt du.«

Eventuell konnte Heinz einfach mit dem Leben an sich nicht sonderlich gut umgehen. Solche Leute gab es sicher auch hin und wieder.

Anja schüttelte den Kopf. »Weißt du, was Sieglinde dazu gesagt hätte?«

Hertha lachte. »Sie hat mal angeboten, vorbeizukommen und ihn so tief in den Hintern zu treten, dass ihm ihre Stiefelspitze wieder zur Nase rauskommt. So hat sie das gesagt, glaube ich.«

»Klingt gut.« Anja rollte sich auf den Rücken. Sie musste Robert dringend öfter sagen, wie sehr sie alles zu schätzen wusste, was er für sie tat.

»Außerdem«, sagte Hertha, plötzlich wieder ernst, »weiß ich ja gar nicht, wovon ich leben sollte so allein. Hab nur immer mal irgendwo geputzt, aber so eine richtige Arbeit …«

Anja war sich sehr sicher, dass Sieglindes Geist sie auf immer heimsuchen würde, wenn sie diese Ausrede gelten ließ. Sie zermarterte sich das Hirn auf der Suche nach einer schnellen Lösung. »Wir nerven einfach Sabine so lange, bis sie dir irgendeinen Job gibt«, war schließlich das Beste, was ihr einfiel.

Immerhin brachte das Hertha wieder zum Lachen. »Die wird sich bedanken.«

»Natürlich. Sabine wird sagen: ›Danke, Hertha, dass du für mich arbeitest. Du bist so eine tolle Mitarbeiterin.‹«

Für eine Weile herrschte im unteren Bett Schweigen. »Ihr seid alle so nett zu mir«, sagte Hertha schließlich.

Nicht nett zu Hertha zu sein wäre ja auch ein bisschen wie nach kleinen Kätzchen zu treten. Anja musste sich auf die Zunge beißen, um diesen Vergleich nicht laut auszusprechen.

Am nächsten Tag sah Anja eine Schildkröte. Sie war zwar eher klein, aber es war eine echte Wasserschildkröte mitten zwischen all den bunten Fischen.

Ihr fiel auf, dass Sabine wiederholt vor allen anderen aus dem Wasser stieg und sich in einen der Sonnenstühle an Deck legte. Aber jeder musste selbst wissen, ob er sich lieber das Great Barrier Reef ansah oder an seiner Sonnenbräune arbeitete. Sabine behauptete auf jeden Fall, ihr ginge es schon viel besser, seit sie sich nicht mehr in so großen Höhen befanden. Womit sie ein wenig ihrer eigenen Theorie widersprach, die Höhenluft könnte ihr gutgetan haben.

Eine Tatsache war allerdings, dass Anja sich lange nicht mehr so gut gefühlt hatte. Im Wasser taten ihr nicht mal die Beine weh. Sie verbrachte so viel Zeit wie möglich im Meer.

Am letzten Tag vergaß Anja fast, ihre Schuhe auszuklopfen, als plötzlich ein schriller Schrei durch das Boot hallte. Zusammen mit Hertha stürzte sie auf Socken aus ihrer Kabine. Die Tür neben ihrer stand offen, und Sabine hüpfte auf einem Bein in den Gang. Mit dem anderen, nur bestrumpften Fuß versuchte sie, so wenig wie möglich den Boden zu berühren.

»Siehst du sie noch? Siehst du sie?«

»Sie is unters Bett gekroche«, ertönte Grets Stimme aus der Kabine. »Hab se net mit dem Schuh erwischt.« Anja hatte eine ungute Ahnung, worum es hier ging.

»Unters Bett?« Sabines Stimme überschlug sich fast. »Da schlafe ich nicht mehr!«

Anja war doppelt froh, dass sie im oberen Stockbett geschlafen hatte. Sie räusperte sich. »Ich glaube, Marion hat gesagt, wir gehen heute Abend wieder an Land.«

»Gut!« Sabine reckte das Kinn vor, als würde sie versuchen, trotz des fehlenden Schuhs möglichst würdevoll zu wirken. »Denn in die Kabine kriegt mich sicher niemand mehr.«

»Dein Kram holste aber noch selber raus!«, rief Gret.

»Na gut«, verbesserte sich Sabine, »auf jeden Fall nicht zum Schlafen.«

»War es eine Spinne oder etwas anderes?«, fragte Hertha mit großen Augen.

»Eine Spinne.« Sabine deutete etwas ungefähr Esstellergroßes an. »So ein Biest. Saß in meinem Schuh.«

Anja war sich ziemlich sicher, dass eine Spinne von der Größe eines Esstellers überhaupt nicht in Sabines Schuh gepasst hätte. Trotzdem schüttelte es sie.

Schritte näherten sich auf dem Gang, und Marion und Riley eilten herbei. Aus einer Tür ein Stück weiter hinten spähte das Ehepaar aus Sydney.

»Alles in Ordnung?«, rief Marion.

»Sabine hat eine Spinne gefunden«, antwortete Anja.

Sabine schniefte. »Ich bin sicher, sie hätte mich gebissen, wenn ich nicht schnell genug die Hand weggezogen hätte.«

»War Spinne klein mit rotes Rücken?«, fragte Riley besorgt.

Sabine schüttelte den Kopf. »Groß und haarig.«

Der Schnorchellehrer entspannte sich sichtlich und bestätigte damit Anjas Verdacht, dass Australier in Bezug auf gefährliche Tiere irgendwie seltsam waren. Riley ließ sich zeigen, wo die Spinne saß. Dann kroch er unter das Bett.

Neben Anja wurde Hertha plötzlich sehr unruhig. »Die beißt doch nicht, oder?«

»No worries«, tönte Rileys Stimme unter dem Bett hervor. »Huntsman spider. Nicht sehr giftig.« Was sollte das denn bedeuten? Fiel man nur fast tot um, wenn sie einen biss?

Im nächsten Moment kam Riley unter dem Bett hervor und hielt stolz ein schwarzes zappelndes Etwas in die Höhe. Es war nicht so groß wie ein Essteller, mit den Beinen erreichte es höchstens die Größe von Anjas Handfläche.

»Schaut!«

Sabine kreischte noch einmal und machte einen Satz nach hinten. Anja war sehr stolz darauf, dass sie wie Marion nur ein wenig zurückzuckte. Sie versuchte, das Gefühl abzuschütteln, dass Tausende kleine Beine über ihre Haut krabbelten, aber ganz gelang es ihr nicht. Sie wusste nicht, ob sie je wieder aufhören würde, ihre Schuhe vor dem Anziehen auszuklopfen, egal, wo auf der Welt sie sich gerade befand.

Gret hob einen ihrer eigenen Schuhe, mit dem sie wohl zuvor schon mal versucht hatte, die Spinne zu erwischen. »Soll ich draufhaue?«

Riley zog die Spinne fast schon beschützend an seine Brust. »Huntsman spider fängt Moskitos!«, protestierte er. »Gute Spinne.«

In der Theorie war sich Anja durchaus bewusst, dass Spinnen recht nützlich sein konnten. Aber ihr war es deutlich lieber, wenn sie weit weg von ihr nützlich waren. Vor allem, wenn sie so groß und so haarig waren wie dieses Exemplar.

»Du kannst sie ja mitnehmen und ihr Sitz und Platz beibringen«, sagte Sabine spitz. »Aber komm mir damit ja nicht zu nahe!«

Vorsichtig trug Riley die Spinne aus der Kabine und an Marion vorbei, die sich möglichst dicht an die Wand drückte.

»Was macht er denn jetzt mit ihr?«, fragte Anja. Er konnte sie ja schlecht raussetzen, immerhin waren sie mitten auf dem Meer.

»Vielleicht gibt er ihr ein Leckerli und lässt sie dann bei sich im Bett schlafen.« Sabine schüttelte sich.

»Bestimmt bringt er sie irgendwo in Sicherheit, bis wir wieder an Land sind«, sagte Hertha.

Anja hatte das Gefühl, irgendetwas Positives sagen zu müssen. Sie entschied sich schließlich für: »Immerhin scheint er tierlieb zu sein.«

»Und es war gut, dass er sie mit der Hand fangen konnte«, sagte Marion fröhlich. »Es wäre schwer gewesen, ein Glas zu finden, in das sie reingepasst hätte …«

Kurz bevor sie im Hafen von Cairns anlegten, tauschten Hertha und Riley zwar keine Telefonnummern, aber E-Mail-Adressen aus. Riley betonte dabei mehrmals, er habe ein paar Fotos gemacht, die er Hertha unbedingt schicken müsse. Ein ziemlich geschickter Schachzug, wie Anja fand.

Als sie vom Boot auf festes Land trat, wurde ihr im ersten Moment schwindelig. Es war seltsam, wieder festen Boden unter den Füßen zu haben. Sie spürte immer noch die Wellen, durch die sie drei Tage lang geschwommen war.

Im Hotel wartete sie ungeduldig darauf, dass es in Deutschland nicht mehr tiefste Nacht war, damit sie mit Robert skypen konnte.

Sie versicherten einander, dass es ihnen gutging, dass Anja nicht von einem Riffhai gefressen worden war und dass Robert und Carolin nicht inzwischen bis zum Hals in ungewaschener Wäsche steckten.

»Habt ihr eigentlich zwischendurch mal die Blumen gegossen?«, fragte Anja schließlich. Drei Tage lang hatte sie sich eingeprägt, dass sie diese Frage stellen musste.

Nach der Schildkrötensichtung, den Clownfischen und der Begegnung mit der riesigen Spinne kam sie ihr zwar gar nicht mehr so wichtig vor, aber sie jetzt nicht zu stellen wäre auch irgendwie Verschwendung gewesen.

»Schon«, sagte Robert nach einigem Zögern. »Aber die wollten gar nicht so viel Wasser. Das ist kaum in die Erde eingesickert.«

Das konnte er doch nicht tatsächlich ernst meinen? »Das Wasser sickert nicht in die Erde ein, wenn die so richtig trocken ist«, erklärte Anja. »Wann habt ihr sie zum ersten Mal gegossen?«

»Oh«, sagte Robert. »Ähm … ich weiß nicht … eine Woche, nachdem du weg warst, oder vielleicht ein bisschen länger.«

Ob der Ficus das überlebt hatte? Die Grünlilien sicher, genauso wie die Kakteen. Aber die eine oder andere Pflanze brauchte ja doch ein bisschen öfter Wasser und war nicht ganz so unverwüstlich. Anja atmete tief durch. Sie versuchte, sich an das Gefühl der Wellen zu erinnern, die gegen ihren Körper geschwappt waren. Wenn der Ficus es nicht überlebt hatte, würde das niemanden umbringen – abgesehen vom Ficus natürlich.

»Ist nicht so schlimm«, sagte sie. Die Autorin von *Loslassen – mit mehr Freude ins Leben* wäre sicher sehr stolz auf sie gewesen. »Versucht, die Pflanzen vielleicht einfach irgendwie am Leben zu erhalten, bis ich wieder da bin, okay?«

»Wir geben unser Bestes«, sagte Robert mit einem Lächeln. Anja musste einen Moment überlegen, was ihr an ihm so ungewohnt vorkam, bis ihr auffiel, dass er nicht mehr die geringste Ähnlichkeit mit einem getretenen Welpen hatte. Stattdessen blitzte der Schalk in seinen Augen. »Keine Pflanze wird zurückgelassen!«

Sie redeten noch eine Weile. Robert erzählte, wie weit er in letzter Zeit gelaufen war, und behauptete, er würde inzwischen tatsächlich so etwas wie Kondition entwickeln. Als Carolin dazukam, berichtete Anja von der Wasserschildkröte, die sie gesehen hatte.

Schließlich klopfte es, und Anja öffnete. Hertha stand vor der Tür.

»Ich … ähm … ich will nicht stören.«

»Kein Problem«, sagte Anja. »Was gibt es denn?«

Hertha starrte verlegen zu Boden. »Ich dachte, vielleicht könnte ich nachher mal dein Tablett-Dingsda verwenden? Nach meinen E-Mails sehen. Vielleicht hat der Riley schon die Fotos geschickt.«

»Wer ist denn Riley?«, ertönte Carolins Stimme aus dem Tablet in Anjas Hand.

Anja grinste. »Herthas australischer Verehrer.«

Sofort wurde Hertha knallrot. »Er wollte mir nur ein paar Fotos von Fischen und so schicken … Es ist wirklich …«

»Ernsthaft«, sagte Carolin. »Wenn ich einen australischen Verehrer hätte, käm ich nicht mehr nach Unteröffelsheim zurück.«

Am nächsten Tag besuchten sie einen Zoo, weil Marion und Hertha der Meinung waren, man könne nicht in

Australien gewesen sein, ohne ein Känguru gesehen zu haben. Anja fand, es war ein wenig geschummelt, wenn man dafür in den Zoo ging, aber sie wurde überstimmt. Sie sahen nicht nur Kängurus, sondern durften auch Koalas streicheln und lernten eine kleinere Unterart der Kängurus kennen, die sich Wallabys nannte. Beim Gehege der Wallabys blieben sie eine Weile stehen.

»Die gucke echt glücklich«, stellte Gret fest.

Tatsächlich wirkten die Wallabys die ganze Zeit, als hätten sie gerade etwas gesehen, was sie total begeisterte. Anja schoss ein paar Fotos für Carolin.

»Man könnte fast meinen, die wüssten irgendwas, was wir nicht wissen«, sagte Marion.

Sabine zog die Nase kraus. »Eher wissen sie was nicht.«

»Was denn?«, fragte Hertha.

Sabine machte eine Geste, die das ganze Gehege einschloss. »So ziemlich alles. Die sehen sicher nur, dass sie genug Futter haben und dass die Sonne scheint.«

Nicht, dass in Australien selten die Sonne geschienen hätte, aber wahrscheinlich dachten Wallabys darüber auch nicht nach. Anja ging in die Hocke, als eines der kleinen Tiere neugierig ans Gitter kam. Aus einer niedrigeren Perspektive wirkte es sogar noch glücklicher.

»Na ja …«, sagte Hertha. »Eigentlich ist es ja auch ein bisschen blöd, sich Sorgen darüber zu machen, ob es morgen regnen könnte, wenn heute die Sonne scheint.«

Anja schob einen Finger durch das Gitter. Sie war sich nicht sicher, ob man das durfte, aber wahrscheinlich musste man sich schon sehr dumm anstellen, um von einem Wallaby gebissen zu werden.

»Philosophierst du schon wieder?«, fragte Sabine hinter ihr.

Anja warf einen Blick über die Schulter. Hertha scharrte verlegen mit den Füßen.

»Sabine«, mahnte Marion.

Sabine reckte die Nase in die Höhe. »Ich wollte nur sagen, der Gedanke ist nicht ganz schlecht, so im übertragenen Sinne.«

Das Wallaby stupste mit der Nase Anjas Finger an, dann hoppelte es glücklich davon. Kein Wunder, dass die Australier so oft »No worries« sagten. Sie hatten immerhin gute Vorbilder.

Später kaufte Anja ein kleines Plüsch-Wallaby für Sieglinde.

Am Flughafen spähte zur Abwechslung Gret in Sabines Handtasche. Anja trat neben sie. »Hat Sabine diesmal aus Versehen eine Wasserflasche eingepackt?«

Sabine schnaubte. »Ich will nur sichergehen, dass ich nichts Achtbeiniges mitnehme.«

Gret grinste. »Es Sabinche traut sich net, selbst zu gucke.« Dann reichte sie die Handtasche zurück. »Do krabbelt nix.«

Sabines »Danke« klang etwas unterkühlt.

Als die beiden zur Sicherheitskontrolle weitergingen, überprüfte Anja eilig ihr eigenes Handgepäck.

4. Station: Indien

»Es gibt ein paar wichtige Regeln für Indien«, erklärte Sabine im Flugzeug. Sie hatte die Organisation dieses Teils der Reise übernommen, indem sie einfach ihre neuen Geschäftspartner in Indien kontaktiert und einen Besuch angekündigt hatte.

»Gibt es da auch große Spinnen?«, fragte Hertha ein bisschen besorgt.

»Ich hoffe doch nicht«, entgegnete Sabine sofort.

»Jetzt lasst Sabine doch einfach mal ausreden«, mahnte Marion.

Sabine räusperte sich. »Danke, Marion. Also, es gibt ein paar wichtige Regeln. Die erste ist, dass man das Wasser nicht trinken sollte.«

»Du meinst das Leitungswasser, oder?«, fragte Anja, nur um sicherzugehen.

Sabine nickte. »Das wird in Indien nicht sonderlich gut gefiltert, und Wasserverschmutzung ist ein großes Problem. Es kann von Schadstoffen bis hin zu Parasiten alles drin sein.«

Das klang ja schon mal ermutigend.

»Ich habe eine Liste mit den Marken Flaschenwasser

gefunden, die man ohne Bedenken kaufen kann«, sagte Marion schnell. »Wir müssen da unbedingt besonders aufpassen. Keine von uns kann es gebrauchen, jetzt auch noch krank zu werden.«

»Aber Zähneputzen kann man mit dem Leitungswasser schon?«, fragte Anja. Sie stellte sich vor, wie sie nachher im Hotel den Wasserhahn aufdrehte und eine braune Suppe herauskam. Aber das würde doch sicher nicht passieren. Oder?

»Das ist ein guter Einwand«, sagte Marion. »Sicherheitshalber sollten wir auch mit Flaschenwasser die Zähne putzen.«

»Auch wenn ich empfehlen würde, dafür nicht das teure Volvic zu nehmen.« Man hätte fast meinen können, Sabine hätte gerade einen Scherz gemacht.

Ein Stich durchfuhr Anja, als sie an Sieglinde denken musste. Trauer war seltsam. Die meiste Zeit dachte man nicht direkt daran. Und dann erwähnte jemand Volvic, und plötzlich war dieses sieglindeförmige Loch in ihrem Leben wieder deutlich spürbar, und die Trauer gab sich extra viel Mühe. Wie zum Ausgleich für die Zeit, die sie zwischendurch verpennt hatte. Seltsam war es auch, weil sie Sieglinde ja eigentlich gar nicht lange gekannt hatte. Aber Sieglinde war da gewesen und hatte Lebensfreude versprüht, gerade als Anja es am dringendsten gebraucht hatte.

Wie sich herausstellte, war Leitungswasser nicht das einzige Problem. Marions Reiseführer empfahl auch, Eiswürfel und jegliches Essen, das nicht gekocht worden war, tunlichst zu vermeiden. Außerdem sollte man keine kurzen Hosen tragen, da das als unschicklich galt, und sich nicht so oft bedanken, weil einen das unhöflich erscheinen ließ. Letzteres kommentierte Gret mit: »Do sind wir noch net eimal do, und schon sind se komisch, die Indianer.«

»Inder«, korrigierte Sabine. »Versuch bitte, nicht Indianer zu sagen, Margarete. Vor allem nicht, während irgendwelche Inder zuhören.«

Sie landeten auf dem Flughafen einer Stadt namens Madurai. Als Anja aus dem Flugzeug stieg, hatte sie das Gefühl, dass ihr hier die gleiche warme Luft wie in Cairns entgegenschlug, nur dass sie vielleicht ein bisschen weniger feucht war.

»Schon wieder so heiß«, stöhnte Gret.

Dann kämpften sie sich durch eine Masse buntgekleideter Menschen auf den Ausgang zu. Marion hatte das rote Fähnchen wieder ausgegraben, das sie vor dem Abflug gekauft hatte, und diesmal war es tatsächlich eine Hilfe, um sich in dem Gedränge nicht zu verlieren. Anja klammerte sich an ihr Gepäck und kam zu dem Schluss, dass Flughäfen an sich schon schlimm waren, aber indische Flughäfen definitiv noch schlimmer – und vor allem voller. Wo kamen diese ganzen Menschen her?

»Das is jo schlimmer als in Las Vegas!«, rief Gret.

»Wir werden abgeholt!« Sabine versuchte, sich über das Stimmengewirr verständlich zu machen. »Am Ausgang müsste jemand auf uns warten.«

Am Ausgang eilte tatsächlich sofort ein Mann auf sie zu und winkte sie in seine Richtung.

»Ist er das?«, fragte Marion.

»Da winkt noch einer!« Hertha deutete in eine andere Richtung. Dieser Mann stand bei einem gelben Auto, auf dessen Dach ein Taxischild befestigt war.

Sabine blickte unsicher um sich. »Herr Iyenger hat mir geschrieben, er schickt seinen Sohn. Ich nehme nicht an, dass der Taxi fährt.«

Auch der erste Mann schien ihnen eine Taxifahrt andienen zu wollen. So viel konnte Anja seinem viel zu schnellen Wortschwall auf Englisch entnehmen, mit dem er nun auf sie einredete.

Ein weiterer kam hinzu und dann noch einer, bis Sabine einer ganzen Schar von Taxifahrern erklären musste, dass ihre Dienste nicht benötigt wurden. Dummerweise schienen die Fahrer sie nicht richtig zu verstehen. Einer pries irgendein Hotel an, zu dem er sie bringen konnte, der Nächste erzählte etwas von Sehenswürdigkeiten, falls Anja ihn richtig verstand, und der Dritte hatte einen Onkel, bei dem man Souvenirs zu Sonderpreisen bekam. Sabine konnte noch so viel den Kopf schütteln und abwehrende Gesten machen, die Männer waren offensichtlich der Meinung, dass sie ihre ganzen Reisepläne umwerfen würden, wenn sie nur lange genug auf die fünf Frauen einredeten. Ob das jemals funktionierte? Gab es Touristen, die sich einfach irgendwo hinbringen ließen, damit sie endlich ihre Ruhe hatten?

Plötzlich vermisste Anja die einzige Taxifahrerin, die es

in Unteröffelsheim und Umgebung gab. Einmal hatte die Frau Anja ins Krankenhaus gefahren, weil Robert einen wichtigen Termin gehabt hatte. Ihr Armaturenbrett war mit Kuscheltieren vollgestopft gewesen, und sie hatte Anja die ganze Fahrt über ein Ohr abgekaut, aber immerhin versuchte sie nicht, einen irgendwo hinzubringen, wo man nicht hinwollte.

»Ach, du meine Güte«, sagte Hertha leise.

Anja nickte. Sie war froh, dass Sabine das Reden übernahm.

»Immerhin«, sagte Marion, »wird man hier nie lange nach einem Taxi suchen müssen. Die Fahrer finden einen garantiert.«

Man konnte die Sache natürlich auch positiv sehen. Anja musste lachen. »So betrachtet ist das wohl guter Service.«

Da entdeckte sie einen Mann in Anzughose und Hemd, der etwas abseits ein Pappschild hochhielt. »Sabine Kleist« stand darauf.

»Sabine, ist er das?« Anja deutete auf den jungen Inder.

»Das muss er sein«, rief Sabine erleichtert. »Excuse me!« Sie schob sich einfach durch die Menge durcheinanderredender Taxifahrer. Anja beeilte sich, nicht den Anschluss zu verlieren.

Der junge Mann hieß Gopal Iyenger und war tatsächlich der Sohn des Betreibers von dem Topfhenkelwerk, mit dem Sabine Geschäfte machte. Er schaffte es irgendwie, alle ihre Gepäckstücke im Kofferraum eines Autos unterzubringen, dessen Beifahrertür eingedellt und verrostet war und das auch sonst aussah, als hätte es lange keinen TÜV mehr gesehen. Falls es so etwas in Indien gab. Während er den Wagen belud, erklärte er, dass sie nun etwas mehr als eine Stunde in eine Stadt namens Kodaikanal fahren würden, wo das Topfhenkelwerk stand. Als Anja sich als Letzte in das Auto quetschte – sie mussten zu viert auf der Rückbank sitzen –, quietschten die Stoßdämpfer bedenklich. Das würde eine interessante Fahrt werden.

Gopal redete praktisch ununterbrochen auf Englisch. Nach und nach gewöhnte Anja sich an den seltsamen indischen Akzent und verstand immer mehr Worte. Offensichtlich hatte der junge Mann gar nicht so viel mit dem Geschäft seines Vaters am Hut. Er studierte Medizin in Neu-Delhi und war nur für die Semesterferien heimgekehrt. Das kam Anja bekannt vor. Wahrscheinlich war seine Mutter gerade damit beschäftigt, seine Wäsche zu waschen.

Zuerst fuhren sie eine Autobahn entlang, dann wurde der Weg immer steiler und die Umgebung immer gebirgiger. Schließlich wand sich die Straße in Serpentinen an der Flanke eines Berges hinauf. Anjas Ohren knackten, und die Hitze aus Madurai machte langsam angenehmeren Temperaturen Platz.

»Das is ja fast wie dahem«, stellte Gret erstaunt fest, während bewaldete Hänge rechts und links an ihnen vorbeizogen. Anja hätte zwar nicht sagen können, was für

Bäume sich neben der Straße erhoben, aber ansonsten hatte Gret durchaus recht.

»Ein bisschen steiler«, gab Sabine zu bedenken.

»Das hier ist aber nicht der Himalaja, oder?«, fragte Hertha.

»Nein«, sagte Marion. »Wir sind ganz im Süden Indiens, in diesem Zipfel. Der Himalaja liegt im Norden.« Wenn man Marion so zuhörte, hatte die Erde ziemlich viele Zipfel.

Gret schien die Aussicht immer noch nicht ganz fassen zu können. »Ich han immer gedacht, Indien wär irgendwie so heiß und staubig, und die Leute bade in diesem große Fluss. Hat mir keiner gesagt, dass die auch richtige Wälder han.«

Sabine schniefte. »Das Dschungelbuch spielt auch in Indien. Da gibt es ziemlich viel Wald.«

»Aber Dschungel!«, widersprach Gret. »Den mein ich jo net.«

Im nächsten Moment bremste Gopal abrupt. Anja wurde in ihren Gurt geworfen, Hertha neben ihr quietschte überrascht. Sabine versuchte, sich an dem Haltegriff über der Tür festzuhalten, hatte aber prompt den losen Griff in der Hand. Anja hätte darauf gewettet, dass es in Indien keinen TÜV gab.

Als sie ihre Perücke wieder zurechtgerückt hatte und nach vorne durch die Windschutzscheibe sah, stand mitten auf der Straße eine Kuh. Es war keine der netten gescheckten Kühe, die Anja von den Weiden rings um Unteröffelsheim kannte. Diese Kuh war hellbraun und hatte Hörner. Lange Hörner mit gefährlich aussehenden Spitzen.

Gopal blendete das Fernlicht auf, aber die Kuh sah nur kurz in Richtung des Autos. Er stellte den Motor ab.

»Und jetzt?«, fragte Sabine auf Englisch.

»Warten«, antwortete Gopal.

Anja beugte sich zu Marion vor. »Meint er wirklich, wir sollen einfach warten, bis es der Kuh langweilig wird und sie von selbst weggeht?«

Marion hob die Schultern. »Kühe sind in Indien heilig. Ich schätze, wenn sie auf der Straße herumstehen wollen, muss man halt einfach Rücksicht nehmen.«

»Heilige Küh?«, tönte Gret. »Erzähl das mal bloß net dene dahem. Nachher wolle die umziehe.«

Anjas Magen knurrte. Sie hatte sich eigentlich auf ein ordentliches Abendessen gefreut.

»Können wir sie nicht vielleicht … freundlich von der Straße bitten?«, fragte Hertha.

Sabine gab die Frage auf Englisch an Gopal weiter. Der räumte ein, dass das eine Möglichkeit sei, vorausgesetzt, man sei wirklich freundlich. Nicht so sehr wegen der Heiligkeit der Kuh. Wenn man in Neu-Delhi Medizin studierte, hatte man dazu offensichtlich keinen Bezug mehr. Aber da waren immer noch die langen, spitzen Hörner.

»Ich geh's mol versuche!«, erklärte Gret schließlich. Sie brauchten eine Weile, um ihre Gliedmaßen zu sortieren, damit Sabine aussteigen und Gret rauslassen konnte. Die Kuh beobachtete das Geschehen mit kuhtypischem

Desinteresse. Dann stiefelte Gret auf sie zu und machte dabei scheuchende Handbewegungen.

»Das ist aber nicht sehr freundlich«, merkte Hertha an.

»Na ja«, sagte Marion unsicher. »Gret wird ja schon wissen, wie man mit Kühen umgeht, oder?«

Anja war sich nicht sicher, ob Gret wusste, wie man mit indischen Kühen umging.

»Hopp, hopp!«, drang es von draußen ins Auto.

Die Kuh senkte den Kopf, so dass ihre Hörner genau auf Gret deuteten, und schnaubte.

»Sehen Kühe normalerweise so aggressiv aus?«, fragte Anja vorsichtig.

»Oh, oh.« Gopal deutete auf etwas am Straßenrand. Zwischen den Blättern lugte ein kleinerer Kuhkopf hervor. Ein Kälbchen.

»Wenn sie Kälbchen haben, manchmal schon.« Marion beugte sich auf ihrem Sitz vor, als wollte sie gleich durch die Windschutzscheibe springen, um Gret davor zu bewahren, aufgespießt zu werden.

»Komm da weg, Margarete!« Sabine stand immer noch neben der offenen Autotür. Winkend bedeutete sie Gret zurückzukommen.

Da entdeckte auch Gret das Kälbchen. Sie hielt inne, die Arme zum Scheuchen erhoben. »Verdammt, 'ne Mutterkuh!«, fluchte sie.

Die Kuh machte einen drohenden Schritt auf sie zu.

Anja war sich ziemlich sicher, dass sie selbst einfach kehrtgemacht hätte und weggerannt wäre. Insofern war es wohl gut, dass nicht sie dort draußen stand. Vielleicht reagierten Kühe genauso auf schnelle Bewegungen, wie sie das immer noch von Haien annahm. Oder galt das nur für Tiere, deren Essen dazu tendierte, vor ihnen zu flüchten?

Gret trat zögerlich einen Schritt nach hinten. Die Kuh schnaubte wieder. Anja ertappte sich dabei, wie sie den Atem anhielt, als Gret einen weiteren Schritt nach hinten machte. Die Kuh folgte ihr drohend.

»Steig schon mal ein, Sabine!«, rief Marion. Sabine, die die ganze Zeit bei der Tür auf Gret gewartet hatte, löste sich aus ihrer Erstarrung. Eilig kletterte sie ins Auto. Stoff riss, als sie mit ihrem Rock irgendwo hängenblieb. Sie fluchte, dann quetschte sie sich dicht neben Anja. Kurz darauf machte Gret zwei schnelle Schritte zum Auto. Die Kuh stampfte auf sie zu. Gret warf sich auf den Rücksitz. Anja ächzte, als Sabine gegen sie und sie gegen Hertha gedrückt wurde. Dann schlug die Tür zu.

Die Kuh schnaubte noch einmal dicht neben der Beifahrertür, bevor sie sich in Richtung ihres Kälbchens zurückzog. Für eine Weile hörte man nichts als Sabines und Grets schnellen Atem. Vor allem Sabine sah ziemlich blass aus.

Schließlich fluchte sie wieder. »Ich habe meinen Rock zerrissen. Wegen der blöden Kuh habe ich mir meinen Rock zerrissen!« Sie zeigte den anderen an einer Seite des Rocks eine gerissene Naht und hätte das Loch wohl auch der Kuh vorwurfsvoll unter die Nase gehalten, wenn sie dafür nicht wieder hätte aussteigen müssen.

»Ich kann das nähen«, sagte Anja. Das schien Sabine ein bisschen zu beruhigen.

»Kommen wir jetzt vorbei?«, wandte sich Marion schließlich auf Englisch an Gopal.

»Wir können es versuchen«, war die Antwort. »Aber warten wäre vielleicht einfacher gewesen, ja?«

Er startete den Motor, und sie zogen im Schritttempo an der Kuh und ihrem Kalb vorbei.

Als sie eine Stadt erreichten und Gopal verkündete, dies sei Kodaikanal, war Sabine immer noch blass. Sie beteiligte sich auch nicht an Herthas und Marions Suche nach den richtigen Worten, um die Häuschen zu beschreiben, die sich links der Straße an einem Berghang nach oben zogen. Hertha versuchte es mit »nett«, Marion fand schließlich das Wort »bunt«. Tatsächlich hatten kaum zwei Fassaden die gleiche Farbe. Allerdings blätterte die an vielen Stellen ab, und an einer Ecke entdeckte Anja sogar eine Hütte aus rostigem Wellblech. Ein paar Luftballons hingen vor der Tür.

Je mehr Autos sie auf der Straße begegneten, desto froher war Anja, dass sie hier nicht mit einem Mietwagen unterwegs waren. Vorfahrtsregeln schienen von der Größe des Gefährts abzuhängen, Fußgänger liefen zwischen den Autos umher, kleine dreirädrige Fahrzeuge, die Gopal Tuk Tuk nannte, drängten sich dazwischen. Und mittendrin trottete eine weitere Kuh, ohne dass sich irgendwer darüber zu wundern schien.

Irgendwann deutete Gret nach vorne auf ein weißes

Gebäude mit mehreren Türmen und einem spitzen Giebeldach, das ein Stück entfernt auf einer Anhöhe stand. »Verzählt mir net, dass wir schon wieder in 'ne Kirch müsse. Ich dacht, wir könne hier auch mal Kung-Fu-Mönche angucke oder so was.«

Während Sabine erklärte, dass die Kung-Fu-Mönche eigentlich Shaolin-Mönche hießen und vor allem in Tibet beheimatet seien, kniff Anja die Augen zusammen und entdeckte tatsächlich ein Kreuz auf dem Dachfirst des weißen Gebäudes. Dafür hatte sie bisher noch keinen McDonald's gesehen. Und wenn Gret Glück hatte, konnte sich irgendeiner der christlichen Mönche in dieser Stadt für Kampfsport begeistern.

»Da ist auch eine Moschee, glaube ich.« Marion deutete auf ein Zwiebeldach, das über den Dächern der bunten Häuser aufragte. Ein wenig später zeigte Gopal durch die Windschutzscheibe auf ein Gebäude, das fast unter seinem steilen, reich verzierten Dach verschwand. Oder war das Dach selbst das Gebäude? Anja konnte es nicht sagen.

»Kurinji Andavar Tempel«, erklärte Gopal.

»Seht ihr«, sagte Marion. »Hier gibt es nicht nur Kirchen anzugucken, sondern eine große … äh … Auswahl heiliger Gebäude.«

»Na ja, der Kurudingsda-Tempel is auf jeden Fall hübsch bunt«, gestand Gret ein.

Schließlich steuerte Gopal das Auto in die Einfahrt eines Gebäudes, das auf den ersten Blick wie eine Villa wirkte.

Auf den zweiten Blick war es eine sehr alte Villa, die auf einem grün überwucherten Grundstück stand. Ein Hotel schien das nicht zu sein.

Aber Sabine wurde bei dem Anblick ein bisschen munterer. »Das sieht aus, als stamme es noch aus der Kolonialzeit. Wahrscheinlich von den Engländern erbaut.«

Gopal bestätigte diese Vermutung und erklärte, dass dies das Haus seiner Eltern sei. Offensichtlich waren sie hier als Gäste eingeladen.

Marion reagierte sofort besorgt. »Sabine, hast du nicht darum gebeten, dass sie uns einfach bei der Suche nach einem Hotel helfen?«

»Natürlich habe ich das«, erwiderte Sabine. »Ich dachte eigentlich auch, sie hätten eines für uns gebucht.« Sie wandte sich an Gopal und sprach schnell mit ihm auf Englisch.

»Offensichtlich würde es ein sehr schlechtes Licht auf die Familie werfen, wenn sie ihre Gäste im Hotel schlafen lässt«, sagte sie schließlich. »Und wir würden sie sehr beleidigen, wenn wir ihre Einladung nicht annehmen.«

»Na ja«, murmelte Marion betreten. »Wir wollen halt keine Umstände machen …«

»Ich bin sicher, wenn wir Umstände mache täte, täte sie's sage.« Mit diesen Worten stieg Gret als Erste aus.

Als Sabine aus dem Wagen stieg, schwankte sie ein wenig und musste sich an der Tür festhalten.

»Alles in Ordnung?«, fragte Anja, während sie hinter ihr aus dem viel zu engen Gefährt kletterte.

Sabine winkte ab. »Das ist sicher nur der Höhenunterschied. Wir sind immerhin ein ganzes Stück nach oben gefahren.«

Gopal half ihnen, ihr Gepäck aus dem Auto zu laden. Ein Mann in bunter Kleidung trug die Koffer ins Haus. Anja hielt ihn erst für Gopals Bruder, bis Gopal erklärte, dass es sich um einen Bediensteten handelte.

»Bedienstete?«, flüsterte Hertha Anja zu.

Diese hob die Schultern. »Na ja ... im Prinzip auch nicht anders, als wenn man eine Putzfrau hat, oder?« Trotzdem schaute sie dem Mann mit ihrem Koffer ein wenig schuldbewusst hinterher. Sie hatte ihr Gepäck allein durch die halbe Welt geschleppt. Bis zum Haus hätte sie es jetzt auch noch geschafft.

Herr und Frau Iyenger begrüßten sie schließlich in der Eingangshalle der Villa. Er war klein und dürr und hatte eine Halbglatze. Sie war dafür umso breiter. Beide lächelten und wackelten auf eine Art mit dem Kopf, die sowohl nein als auch ja bedeuten konnte, während Sabine sich für die Gastfreundschaft bedankte. Dann gab es Essen.

Anja dachte, dass es durchaus einige Umstände gemacht haben musste, die Unmengen an Essen zuzubereiten, die gleich mehrere Bedienstete auf dem Tisch im Esszimmer der Villa abstellten. Sie trugen Silbertablett um Silbertablett voller kleiner Schüsseln herbei, in denen sich Reis und Gemüse und verschiedene Soßen und Suppen befanden. Es roch nach Curry und anderen Gewürzen, die Anja nicht einordnen konnte.

Gret beäugte die Schüsseln misstrauisch. »Das is die Beilag, oder?«

Anja verschluckte sich an dem süßen Tee, den sie zum Essen bekommen hatten, und musste husten. »Worauf wartest du denn noch?«, fragte sie schließlich.

»Bacon-wrapped Steak«, vermutete Sabine.

Marion räusperte sich. »Ich glaube nicht, dass es hier Steak gibt, wo doch die Kühe heilig sind.«

Hertha deutete auf eine der Schüsseln. »Da ist was mit Huhn, glaube ich. Falls du Fleisch willst.«

In diesem Moment wurde ein weiteres Tablett herein gebracht. Es sah aus, als wäre es mit übereinandergestapelten Pizzen beladen.

»Na ja«, sagte Gret. »Ich schätze, wir werde satt.«

Gopals Mutter erklärte die verschiedenen Gerichte, und Anja entschied sich für Curryreis mit Gemüse, angeblich nur ein bisschen scharf. »For children«, sagte Frau Iyenger – für Kinder. Nach den ersten Bissen wusste Anja, dass indische Kinder echt hart im Nehmen waren. Während sie vorsichtig weiteraß, unterbrochen von vielen großen Schlucken Tee, beobachtete sie gespannt, wie Gret sich verhielt.

Gret nahm sich zuerst eines der pizzaartigen Dinger, die Gopals Mutter »Uttapam« nannte. Während sie kaute, starrte sie nachdenklich in die Ferne. Dann biss sie noch einmal ab, kaute wieder nachdenklich. Sie war ungewohnt still. Am ganzen Tisch war es sehr still. Anja vermutete, dass die anderen genau wie sie Grets Urteil nicht verpassen wollten.

Nach dem dritten Bissen fiel ihr offensichtlich auf, dass der Rest der Gruppe sie anstarrte. »Was?«, fragte sie mit vollem Mund.

Sabine räusperte sich. »Wir fragen uns nur gerade, ob wir uns für den Rest unserer Zeit in Indien anhören müssen, wie du über das Essen jammerst.«

»Na ja«, sagte Marion. »So hart würde ich es jetzt vielleicht nicht formulieren … Ich meine, jeder hat halt einen anderen Geschmack.«

Aber auch sie sah so aus, als wäre sie erleichtert, wenn sie auf den Speisekarten indischer Restaurants nicht nach Schnitzel suchen musste.

Gret hob die Schultern. »Is net so gut wie Vegemite, aber man kann's esse.«

Alle atmeten auf.

Nach dem Essen half Gopal Anja dabei, ihr Tablet mit dem WLAN seiner Eltern zu verbinden. Während die anderen sich noch mit Ehepaar Iyenger im Wohnzimmer unterhielten, zog sie sich in ein mit vielen bunten Teppichen und Tüchern behangenes Gästezimmer zurück, um mit ihrer Familie zu skypen.

Robert berichtete stolz, dass er es zum ersten Mal seit Beginn seines Trainings geschafft hatte, eine Marathondistanz zu laufen, ohne zwischendurch gehen zu müssen. Anja zeigte ihm den erhobenen Daumen.

»Wir haben auch dieses Netz für die BHs gefunden«, erklärte Carolin als Nächste. »Und wir haben's sogar geschafft, neues Waschmittel zu kaufen. Das war alle.«

Anja war sehr stolz.

»Ich glaube, wir haben den Bogen jetzt raus«, sagte Robert.

Carolin nickte. »Es ist alles ein bisschen nervig, aber eigentlich echt voll einfach.«

Anja traute ihren Ohren kaum. War das tatsächlich ihre Familie, oder hatte irgendjemand sie heimlich gegen Doppelgänger ausgetauscht?

»Wir lassen aber ein paar Staubflusen in den Ecken liegen«, fuhr ihre Tochter mit einem Grinsen fort. »Damit du was zu meckern hast, wenn du heimkommst.«

»Eigentlich eher, weil wir zu faul sind, das so gründlich zu machen wie du«, gestand Robert ein. Wie es aussah, würde Anja sich doch nicht zu schnell an große Veränderungen gewöhnen müssen.

»Ernsthaft«, sagte Carolin. »Putzen kostet so viel Zeit, und nach ein paar Tagen muss man's eh schon wieder machen. Und niemandem fallen Staubflusen in den Ecken auf! Außer dir.«

Anja musste lachen. »Ich habe verstanden. Ich überlasse in Zukunft einfach euch das Putzen und versuche, jegliche Staubflusen zu ignorieren.«

»Na ja«, sagte Carolin sofort. »So einfach ist es jetzt auch wieder nicht, und … und …«

Anja schüttelte schmunzelnd den Kopf. Dass Carolin und Robert plötzlich einen Putzwahn entwickeln würden, hatte sie ja gar nicht erwartet. Aber konnte es wahr sein? Konnte sie aufhören, sich Sorgen zu machen, dass ihre Familie ohne sie nicht zurechtkam? Hatte die Autorin von *Loslassen* tatsächlich recht?

In diesem Moment klopfte es an ihrer Tür, und Marion trat ein. Sie hatte ihr Handy dabei und spielte unruhig daran herum.

»Es tut mir leid«, sagte sie und winkte Robert und Carolin zu. »Aber es sieht aus, als hätten wir ein Problem.« Sie hob ihr Handy. Hatte sie wieder eine unheilverkündende SMS von ihrem Peter bekommen?

Robert räusperte sich. »Oh ja. Dazu wollte ich noch kommen.«

Es wäre ja auch zu schön gewesen, wenn einfach mal etwas glatt gelaufen wäre.

»Wir haben uns mit Peter und Herrn Gerhardt zum Grillen getroffen, um den Trainingserfolg zu feiern«, erzählte Robert, nachdem sich Marion neben Anja aufs Bett gesetzt hatte.

Noch klang es nicht schlimm.

»Das war die Idee vom perfekten Peter«, warf Carolin ein, obwohl Anja sich das schon fast gedacht hatte. »Er hat auch Herrn Kleist vom Topfwerk eingeladen, aber der hatte keine Zeit.«

»Dafür ist Heinz irgendwann aufgetaucht«, ergänzte Robert.

Jetzt begann das Problem. Anscheinend hatte Heinz der Schreckliche wieder einmal seine Frau gesucht und war dabei mitten in die kleine Grillfeier geplatzt. Der perfekte Peter hatte seinem Namen alle Ehre gemacht und ihm eine Bockwurst angeboten, dazu allerdings nur ein alkoholfreies Bier. Darüber hatte Heinz sich schon geärgert, aber immerhin war ihm zwischendurch eingefallen, dass tatsächlich niemand seine Frau entführt hatte, sondern sie lediglich auf Reisen war. Diese Erkenntnis hatte er zum Anlass genommen, um darüber zu schimpfen, wie Hertha ihn nur so im Stich lassen könne. In letzter Zeit bekomme er auf der Arbeit öfter Ärger, weil er zu spät komme. Das war natürlich nur Herthas Schuld. Wenn sie da wäre, um ihn zu wecken, würde das nicht passieren. Wenn sie da wäre, um seine Wäsche zu waschen, müsste er auch nicht in dreckigen Klamotten zu Arbeit gehen und würde keine Rüge vom Chef kassieren. Irgendwann hatte Carolin genug gehabt.

Sie hatte Heinz den Schrecklichen »sehr ordentlich« zusammengestaucht, wie sie es ausdrückte. »Ich habe ihm gesagt, er soll seine Sachen halt von seiner neuen Freundin waschen lassen, wenn er zu blöd ist, das selbst hinzukriegen«, erklärte Carolin.

Anja verzog das Gesicht. In Sachen Diplomatie hatte ihre Tochter wohl noch etwas Nachholbedarf. Aber vielleicht hatte sie das von der Mutter. Anja musste sich jedenfalls auf die Zunge beißen, um sie nicht zu fragen, wer denn bis vor kurzem noch an den Wochenenden zum Wäschewaschen nach Hause gefahren war.

Als Nächstes hatte Carolin Riley erwähnt. Das war der Moment, wo alles zum Teufel gegangen war. Heinz wollte sich wütend auf Carolin stürzen. Robert war von väterlichem Beschützerinstinkt geleitet dazwischengesprungen. Glücklicherweise war Heinz über einen Sack Grillkohle gestolpert, bevor irgendetwas passieren konnte. Herr Gerhardt, also Grets Mann, hatte ihn schließlich aus dem Garten komplimentiert und auf der Straße ein ernstes Wörtchen mit ihm geredet, während der perfekte Peter einen sehr unperfekten kleinen Nervenzusammenbruch erlitten hatte.

»Er kann nicht so gut mit Konflikten umgehen«, sagte Marion entschuldigend.

Da Heinz dann auch noch versucht hatte, eine Prügelei mit Herrn Gerhardt anzufangen, hatten sie sich im Haus verschanzt und die Polizei gerufen.

Als Robert und Carolin mit ihrem Bericht fertig waren, vergrub Anja das Gesicht in den Händen. »Arme Hertha.«

Marion nickte. »Aber ich schätze, es führt kein Weg daran vorbei, dass wir früher nach Hause fliegen.«

Der Gedanke machte Anja traurig, aber Marion hatte recht. Mit dem Heinz-Problem konnten sie ihre Familien nicht länger allein lassen. Das war deutlich ernster als Fertigessen und ungegossene Blumen.

»Ihr könnt nicht einfach heimfliegen!«, ereiferte sich Carolin. »Dann hätte Heinz gewonnen!«

»Aber wenn Peter schon fast einen Nervenzusammenbruch erleidet …«, wandte Anja ein.

»Und was, wenn Heinz mal bei uns klingelt, wenn Björn allein zu Hause ist?«, fragte Marion.

Robert strich sich über das leicht stoppelige Kinn. Mit einem Mal richtete er sich auf seinem Stuhl gerade auf. »Hört zu. Gebt mir einen Tag. Ich rede noch mal mit Peter und auch mit Heinz. Vielleicht bringt es was, wenn man mit ihm spricht, wenn er nüchtern ist. Und vielleicht hat Herr Gerhardt auch noch eine Idee.«

So kannte Anja Robert gar nicht. Erstaunt zog sie die Augenbrauen hoch.

»Die Reise scheint euch allen so gutzutun«, erklärte er. »Wenn es irgendwie geht, solltet ihr sie zu Ende machen. Wir kriegen das hier in den Griff.«

Marion zögerte, schließlich nickte sie. »So schnell schlägt Heinz der Schreckliche sicher sowieso nicht noch mal zu, oder? Wahrscheinlich kann es nicht schaden, vorher ein paar Alternativen zu probieren.«

Erst als sie sich verabschiedet hatten, fiel Anja ein, dass sie Robert so ja doch kannte. Wenn er versuchte, die schweren Sprudelkisten für sie zu tragen, und wenn er während der Chemotherapie neben ihr saß und sie fast in den Wahnsinn trieb, weil er dort nichts zu tun hatte. Das war ihr Robert, der versuchte, irgendetwas zu tun, um ihr zu helfen, nur dass er eben kein Wunder bewirken und sie wieder gesund machen konnte. Jetzt versuchte er dafür zu sorgen, dass sie zumindest Spaß haben konnte. Anja nahm sich vor, bei ihrer Rückkehr kein einziges Wort über die Staubflusen in den Ecken zu verlieren, selbst wenn sie so groß sein sollten wie ein Riffhai.

Kaum war Marion gegangen, da klopfte Hertha an Anjas Tür. Sie wollte sich wieder das Tablet leihen, um eine E-Mail an Riley zu schreiben. Sie lächelte sehr glücklich, und Anja ertappte sich dabei zu hoffen, dass Robert diesmal doch ein Wunder bewirken und Heinz zur Vernunft bringen würde.

Anja sah ihr Tablet erst am nächsten Morgen wieder. Hertha reichte es ihr mit einem verstohlenen Lächeln über den Frühstückstisch.

»Wie geht's dem Riley?«, fragte Gret mit vollem Mund.

Hertha errötete. »Er ist sehr charmant.«

Fesch und charmant und, nicht zu vergessen, tierlieb. Die Liste von Rileys Vorzügen wurde immer länger.

»Das Brot ist hier sehr lecker.« Marion hielt ein Stück von einem Fladen hoch, wie um das Thema zu wechseln und Hertha davon abzuhalten, noch röter zu werden.

Gret nickte. »Da könne sich die Amis und die Australier 'ne Scheibe dran abschneide. Nur schade, dass es do dazu kein Vegemite gibt.«

Anja konnte das Brot riechen. Es roch warm und frisch und ein wenig nach Koriander. Wenn es genauso schmeckte, hatte es Vegemite definitiv nicht verdient. Gopal erklärte, dass das Brot Naan heiße und die Reiskuchen, die es ebenfalls gab, Idli. Dazu wurden Chutney und Sambar gereicht, aber auch Käse und Marmelade, vielleicht aus Rücksicht auf die westlichen Gäste. Keine Wurst, wie Gret bedauernd feststellte. Erst als Frau

Iyenger darauf deutete, entdeckte Anja, dass ihre Gastgeber auch das amerikanische Matratzengummi-Brot besorgt hatten. Es stand in vorgeschnittenen Scheiben in einem geflochtenen Korb. Sie hob abwehrend die Hände, während Gret mit Sabines Hilfe erklärte, wo das Problem lag. Dabei lernte Anja ein neues Wort: »Mattress foam.«

Schließlich lächelte Frau Iyenger und nickte. Es war ein richtiges Nicken, nicht dieses Kopfwackeln, mit dem sie gerne reagierte, während sie einem zuhörte.

»Sie sagt, sie versteht auch nicht, wie man das Zeug essen kann«, übersetzte Sabine. »Sie hat es nur für uns in einem westlichen Supermarkt besorgt.«

»Die sin ja doch ganz vernünftig, die Inder«, verkündete Gret.

Anja belegte sich einen Naan-Fladen mit Käse und spülte mit dem Frühstückstee ihre Chemotablette hinunter. Danach schmeckte das Essen leider nicht mehr sonderlich stark nach irgendwas. Nach dem Frühstück wandte sich Herr Iyenger auf Englisch an Sabine.

»Wir sind heute zu einer Fabrikbesichtigung eingeladen«, übersetzte diese. »Ihr müsst natürlich nicht mitkommen, wenn es euch nicht interessiert.«

Herr Iyenger sagte wieder etwas, Sabine lauschte.

»Es gibt auch einen sehr schönen See in der Nähe«, sagte sie dann. »Da könnte Gopal diejenigen hinbringen, die nicht zur Besichtigung wollen.«

»Ich weiß nicht, wie es euch geht«, sagte Marion. »Aber mich würde es schon mal interessieren, wo meine Topfhenkel herkommen.«

Anja nickte. Bevor sie Sabine kennengelernt hatte, hatte sie nie darüber nachgedacht, wie man Töpfe eigentlich herstellte. Man kaufte sie im Laden, und man benutzte sie zum Kochen. Soweit es Anja betraf, hätten sie genauso gut auf Bäumen wachsen können.

»Wir können ja sicher danach noch zum See«, sagte Hertha.

Gret biss von ihrem Naan-Brot ab. »Is immerhin mol was anderes als noch 'ne Kirch.«

Das Topfhenkelwerk lag erstaunlich hübsch. Anja hatte ein graues Industriegebiet erwartet, stattdessen erhoben sich Bäume rechts und links der Straße und hinter der Mauer, die das Fabrikgelände abgrenzte. Durch ein metallenes Tor, das mehr zu einer weiteren Villa gepasst hätte, steuerte Herr Iyenger das Auto auf einen Schotterparkplatz. Dicht hinter ihnen folgte Gopal auf einem Roller, weil er beim besten Willen nicht auch noch auf die Rückbank gepasst hätte. Zwischen Stämmen und Blättern konnte Anja beim Aussteigen ein niedriges, langgezogenes Gebäude erkennen. Im Vergleich zur Umgebung war es ziemlich hässlich, einfach ein Block aus Backsteinen. Gopal faltete einen Klapprollstuhl für Hertha auseinander. Es zahlte sich aus, einen Medizinstudenten dabeizuhaben.

Die Tour begann damit, dass sie Atemmasken aufsetzen mussten zum Schutz gegen die Plastikdämpfe. Anja fragte sich, wie sie es nur immer wieder schafften, etwas scheinbar Harmloses zu machen, wofür man am

Ende doch besondere Schutzkleidung brauchte. Mit den Atemmasken sahen sie aus, als wären sie unterwegs in ein Katastrophengebiet.

»Do kommt man sich vor wie der Michael Jackson«, sagte Gret. Sie sprach den Namen so aus, wie man ihn schrieb.

»Den spricht man Mai-kel«, verbesserte Sabine.

»Dann sollen se ihn net Michael schreibe«, hielt Gret dagegen.

Heiße Luft und Maschinenlärm schlugen ihnen beim Betreten der Fabrik entgegen. Arbeiter eilten an einer Fertigungsstraße hin und her, zogen Hebel und drückten Knöpfe, deren Funktion Anja noch nicht einmal erahnen konnte. Einige schleppten Säcke voller Plastikgranulat herbei und kippten es in einen großen Trichter. Immerhin verstand Anja, wozu das gut sein sollte. Herr Iyenger und Sabine – zum Übersetzen – mussten schreien, um sich über den Lärm verständlich zu machen. Aber Anja bekam mit, dass hier nicht nur Topfhenkel, sondern auch die Abdeckungen für Autoscheinwerfer und Bremsbeläge hergestellt wurden.

»Das ist schon seltsam«, sagte Marion neben ihr. »Woher die verschiedenen Teile von Sachen so kommen.«

Anja nickte. Sie hatte bisher auch nicht daran gedacht, dass die Scheinwerfer ihres Autos und Teile ihrer Küchengeräte irgendwelche Gemeinsamkeiten haben könnten.

Fast am Ende der Fertigungsstraße wurde das geschmolzene Plastik zwischen zwei großen, senkrecht stehenden Metallplatten in Formen gespritzt. In regelmäßigen Abständen fuhren die Platten aufeinander zu und wieder auseinander, wobei sie jedes Mal ein neues Teil freigaben. Ein junger Mann angelte die fertigen Teile von Hand heraus und warf sie auf ein Laufband. Dabei hing er manchmal bis zur Schulter zwischen den schweren Platten, kurz bevor diese wieder aufeinandergepresst wurden. Anja schüttelte sich und zog unwillkürlich die Hände dichter an ihren Körper.

»Das sieht aber gefährlich aus«, stellte auch Hertha fest.

In diesem Moment zischte es, und der junge Mann schrie auf.

Anja zuckte zusammen. Einen Augenblick lang rechnete sie damit, gleich etwas zu sehen, was sie nie wieder vergessen würde. Aber dann erkannte sie, dass der Arbeiter den Arm an seinen Körper presste und nicht zwischen den beiden Metallplatten feststeckte. Sie atmete auf. Immer besser, man konzentrierte sich auf die positiven Dinge.

Gopal war sofort neben dem Mann. Es war wirklich sehr praktisch, einen Medizinstudenten dabeizuhaben. Er rief einem anderen Arbeiter etwas in einer Sprache zu, die ganz sicher nicht Englisch war. Dann wandte er sich in derselben Sprache, aber deutlich wütender an seinen Vater. Herr Iyenger beachtete ihn nicht weiter, sondern entschuldigte sich wortreich bei Sabine, wobei nicht ganz klar wurde, wofür eigentlich. Gleichzeitig versuchte er, die Gruppe von dem Verletzten weg zu komplimentieren. Ringsum kamen die Maschinen zum Halten, und endlich sank der Lärmpegel im Raum auf ein erträgliches Maß.

»Sollten wir nicht einen Krankenwagen rufen?«, fragte Anja. Sie spähte an dem Werksbesitzer vorbei und versuchte zu erkennen, wie schwer der Arbeiter verletzt war. Seine Hand sah rot und blasig aus. Hatte er sich an geschmolzenem Plastik verbrannt?

Sabine gab die Frage nach einem Krankenwagen auf Englisch weiter. Bei der Gussform sah Gopal kurz von der Hand des Arbeiters auf und rief Sabine etwas zu. Das Blut rauschte zu laut in Anjas Ohren, um ihn zu verstehen.

»Was sagt er?«, fragte Gret. Sie hatte Herthas Rollstuhl ein Stück von der Maschine weggezogen, schob ihn nun aber wieder näher heran. Hertha hatte beide Hände vor den Mund geschlagen und starrte den Arbeiter an.

»Der Mann kann sich keinen Krankenwagen leisten, glaube ich«, übersetzte Marion an Sabines Stelle.

Einer der Arbeiter kam mit einem Eimer voll trüben Wassers herbei. Gopal warf einen Blick darauf und schickte ihn ungehalten wieder weg.

»Dann packe mir ihn eben ins Auto und bringe ihn«, bestimmte Gret.

Sabine diskutierte diese Möglichkeit mit Gopal. Niemand beachtete Herrn Iyenger, der immer noch auf Sabine einredete und mit beiden Armen ans andere Ende der Werkshalle deutete.

Schließlich schüttelte Sabine den Kopf. »Der Mann kann sich anscheinend auch keinen Krankenhausbesuch leisten.«

»Ich dacht, der schafft hier«, tönte Gret. »Sin die net versichert?«

Marion räusperte sich. »Nicht mal in Amerika sind alle Leute versichert.«

Die Amerikaner hatten also nicht nur in Sachen Brot irgendwas nicht richtig hinbekommen. Aber mussten die Inder ihnen das unbedingt nachmachen?

Endlich brachte jemand sauberes Wasser. Gopal ließ es vorsichtig über die Wunde fließen, während der Verletzte die Zähne zusammenbiss.

»Ich glaube, ich hab ein Wundheilspray dabei.« Marion begann, in ihrer Handtasche zu wühlen.

»Ich glaube nicht, dass das hier sonderlich viel nützt«, sagte Sabine.

Gopal nahm es trotzdem entgegen und desinfizierte die Hand des Mannes. Dann legten sie Schals und Tücher zusammen, um daraus einen Verband zu improvisieren. Das Ergebnis sah sehr farbenfroh aus und ließ Anja an die Luftballons denken, die sie vor der Wellblechhütte in der Stadt gesehen hatte. Es löste genauso wenig das grundlegende Problem. Schließlich verkündete Gopal, es bestehe nun eine gute Chance, dass die Verletzung einigermaßen ordentlich heile, denn die Verbrennung sei nicht allzu schwer gewesen. Trotzdem machte er nicht den Eindruck, als wäre er wirklich zufrieden.

»Vielleicht können wir ihn zumindest heimbringen?«, fragte Hertha. »Damit er sich ausruhen kann?«

Der Arbeiter hieß Naresh, und er konnte kein Englisch, sondern nur eine Sprache namens Tamil. Offensichtlich gab es überhaupt keine einheitliche indische Sprache, wie Anja nun erfuhr. Englisch wurde für die Verwaltung verwendet, und ein größerer Teil der Inder sprach Hindi, aber nicht alle. Es gab über hundert weitere Sprachen. Gopal beherrschte sechs davon, was Anja ziemlich beeindruckte. Sie nahm sich vor, zu Hause davon zu erzählen, wenn Carolin sich das nächste Mal beschwerte, dass man an der Uni von ihr erwartete, neben Englisch noch eine weitere Fremdsprache zumindest zu verstehen.

Eine Unterhaltung mit Naresh glich einer Runde Stille Post, weil Gopal ins Englisch übersetzte, was der Mann sagte, und Sabine das Englische wiederum ins Deutsche. Aber es wurde sehr schnell klar, dass er nicht nach Hause wollte. Er bestand darauf, auch einhändig Plastikteile aus ihren Formen holen zu können. Offensichtlich mangelte es in Indien nicht nur an Krankenversicherungen, sondern auch an bezahlten Krankentagen.

Herr Iyenger begann eine Rede darüber, wie gut er seine Arbeiter behandele im Vergleich zu anderen Fabrikbesitzern. Aber man müsse halt global konkurrenzfähig bleiben, und irgendeinen Grund müsse es ja haben, warum es trotz der Transportkosten billiger sei, in Indien zu produzieren als in Europa. Da hatte er nicht ganz unrecht. Allerdings entwickelte Anja langsam eine Abneigung gegen die Formulierung »global konkurrenzfähig«.

Schließlich fragte ausgerechnet Hertha: »Wie viel verdienen die Leute denn hier?«

Anja verstand die Antwort auch ohne eine Übersetzung von Sabine, aber sie war sich zuerst nicht sicher, ob sie richtig gehört hatte.

»Zwei Euro am Tag?«, fragte sie.

Sabine nickte. Sie sah ein wenig bleich aus. Oder hatte sie die ganze Zeit schon bleich ausgesehen? »Die Lebenshaltungskosten sind hier deutlich niedriger als bei uns. Ich bin sicher, das ist ein fairer Lohn …« Sie klang nicht ganz überzeugt.

Hertha zog einen zerknitterten Geldschein hervor. Er sah nach zwanzig australischen Dollar aus. Den reichte sie Naresh, der sehr verdattert dreinschaute. Marion wühlte schon wieder in ihrer Handtasche. Auch sie förderte einen Geldschein zutage. Allerdings hatte sie wohl noch US-Dollar übrig. Naresh würde später wahrscheinlich seltsam angeschaut werden, wenn er versuchte, das Geld umzutauschen, aber möglich war das sicher. Anja hatte ihren Beitrag gleichzeitig mit Gret hervorgekramt. Es kam ihr ein bisschen lächerlich vor zu versuchen, mit ein paar Geldscheinen ein Problem zu lösen, das mit so großen Begriffen wie »globale Konkurrenzfähigkeit« zusammenhing. Aber wenn Hertha etwas Geld übrig hatte, dann hatte sie das auch. Inzwischen stand Nareshs Mund offen.

Sabine schniefte. »Ihr wisst aber schon, dass ihr damit am Grundproblem nichts ändert, oder?« Natürlich musste sie laut aussprechen, was alle wussten, aber niemand hören wollte.

»Na ja«, sagte Gret, »für en Naresh erst mal schon.

Der kann sich gut erhole.« Sie stemmte die Hände in die Hüften und sah Sabine abwartend an.

Diese seufzte und öffnete ihren Geldbeutel.

»Du kannst ja dann versuchen, das Grundproblem zu lösen«, sagte Hertha. Ihre Augen blitzten auf eine Art, die Anja nie zuvor bei ihr gesehen hatte. »Immerhin hast du ja einen Vertrag mit Herrn Iyenger.«

Sabine war beleidigt. Niemand konnte genau sagen, warum sie beleidigt war. Vielleicht fühlte sie sich insgeheim schuldig, aber wusste nicht, was sie deswegen unternehmen sollte. Auf jeden Fall blieb sie beleidigt, während Gopal erst Naresh nach Hause fuhr und dann die ganze Gruppe an den See von Kodaikanal brachte. Damit sie »heute auch noch was Schönes« sahen, wie er es ausdrückte.

Es handelte sich um einen Stausee, auf dem Seerosen wuchsen und auf dem man Tretboot fahren konnte. Sie spazierten einen Wanderweg am Ufer entlang – außer Hertha, die wurde von Gret geschoben – und sahen sich schließlich einen Wasserfall an, der dem See als Ablauf diente. Anja hatte in ihrem Leben bisher noch keinen hübscheren Wasserfall gesehen, das musste sie zugeben. Er ergoss sich über unzählige Felsstufen und war eingerahmt von üppigem Grün. Hertha machte Fotos. Marion bezeichnete den Anblick als »idyllisch«. Sabine schwieg.

Es gab kaum ausländische Touristen, hier machten offensichtlich vor allem Leute aus anderen Gegenden Indiens Urlaub. Gopal erklärte, übersetzt von Marion, dass man hierherkomme, um der Hitze in den tiefer liegenden Gebieten zu entfliehen. Es war irgendwie beruhigend zu wissen, dass auch die Bewohner heißer Länder manchmal Probleme mit der Hitze hatten. Da kam man sich als europäischer Tourist nicht ganz so mimosig vor.

»Die verdiene wohl mehr als zwei Euro am Tag, wenn se sich Urlaub leiste könne«, sagte Gret. Das trug nicht unbedingt dazu bei, die Stimmung zu heben.

»Was soll ich denn machen?«, stieß Sabine plötzlich hervor.

Anja zuckte unwillkürlich zusammen.

»Wenn die Konkurrenz Töpfe unter dreißig Euro verkauft, kann ich ja schlecht fünfzig dafür verlangen, nur damit Herr Iyenger seinen Arbeitern Krankentage bezahlen kann!« Sie verschränkte die Arme vor der Brust.

»Na ja ...« Anja versuchte es mit einem Scherz. »Außer, du nennst sie Fairtrade-Töpfe oder so.«

Sabine öffnete den Mund, dann schloss sie ihn wieder. Sie runzelte nachdenklich die Stirn.

»Mit Schokolade und Klamotten funktioniert das auch.« Hertha hibbelte plötzlich sehr hoffnungsvoll in ihrem Rollstuhl auf und ab. »Die Tochter vom Herrn Platte von der Post, die kauft nur noch solchen fairen Kaffee, hat er erzählt. Hat ihn ziemlich aufgeregt, weil sie jetzt versucht, ihn zu überreden, seine schicke Kapsel-Maschine wegzuwerfen. Das Kapsel-Zeugs ist ja so praktisch, und er meint, sie würde sogar die Bohnen selbst mahlen, und das sei ihm viel zu viel Arbeit. Aber seine Tochter, die ist da wohl echt konsequent.«

Hertha verstummte, als sie endlich bemerkte, dass Sabine immer noch gedankenverloren den Wasserfall anstarrte und ihr gar nicht zuhörte.

Anja fragte sich, ob sie mit ihrer scherzhaften Bemerkung womöglich eine Katastrophe angezettelt hatte. Wenn Sabine das tatsächlich ausprobierte und das Topfwerk in Amselbach deswegen pleiteging, war es dann ihre Schuld? Andererseits, wenn es funktionierte … Anja stellte sich vor, wie man irgendwann auf ihrer Beerdigung ihre Lebensleistungen aufzählen würde: »Sie hat den Krebs mit Rohkost und lustigen Filmen bekämpft, einen Baum gepflanzt und die Fairtrade-Töpfe erfunden.« Es gab wahrscheinlich schlechtere Dinge, die man auf Beerdigungen sagen konnte.

Sabine wechselte ein paar Worte mit Gopal. Es klang, als würde sie fragen, ob sein Vater eventuell bereit wäre, den Vertrag neu zu verhandeln.

Gopal nickte vorsichtig.

»Ich rede mal mit Herrn Iyenger«, sagte Sabine schließlich.

Hertha, Gret und Marion jubelten. Anja schloss sich ihnen an, fragte sich aber gleichzeitig, ob sie jetzt nicht schon innerhalb kürzester Zeit von der zweiten Person ein Wunder erwartete.

Am Abend schmerzten Anjas Beine mehr als je zuvor. Sie ließ sich aufs Bett im Haus der Iyengers fallen und war froh, mit Robert und Carolin über Skype sprechen zu können. Auch wenn es um ernste Themen ging.

»Wir haben jetzt vielleicht auch ein Problem«, sagte sie und berichtete, was im Topfhenkelwerk passiert war. »Sabine braucht ein bisschen Zeit, um diese Sache zu klären. Ich schätze, das ist wichtig.«

Carolin nickte eifrig. »Ihr seid voll die Helden, wenn ihr da was reißen könnt. Für die Armen und Enterbten! So Robin-Hood-mäßig ... nur dass ihr Sabine nicht bestehlen müsst, schätze ich ...«

Das brachte Anja zum Lachen. Selbst Robert musste lächeln. »Ich habe noch mal mit Peter geredet«, sagte er dann. »Er ist schon ziemlich ... na ja ... besorgt und meint halt, so kann es nicht weitergehen. Aber Herr Kleist hatte noch eine Idee. Mit dem haben wir auch kurz gesprochen, und wie sich rausstellt, war Heinz wohl auch mal bei dem im Werk. Nur dass die Security ihn da schnell wieder rausgeschmissen hat.«

Das wurde ja immer besser. Security klang aber ziemlich erstrebenswert. Ob man sich die von Sabines Mann ausleihen konnte?

»Auf jeden Fall«, fuhr Robert fort, »meinte der, es gibt da was, das nennt sich Sozialpsychiatrischer Dienst ...«

Robert und Carolin erklärten abwechselnd, worum es sich dabei handelte, was nicht unbedingt zum besseren Verständnis beitrug. Schließlich glaubte Anja aber, Folgendes verstanden zu haben: Wenn man zum Beispiel einen Nachbarn hatte, der davon überzeugt war, dass man mit bösen Außerirdischen im Bunde stand, die ihm die ganze Zeit schädliche Strahlung schickten, oder etwas in der Art, und wenn man deshalb Angst um die eigene

Sicherheit hatte oder auch um die des Nachbarn, dann konnte man beim Sozialpsychiatrischen Dienst anrufen. Dann kam jemand und legte dem Nachbarn nahe, sich in Therapie zu begeben.

»Ist das nicht ein bisschen übertrieben?«, fragte Anja. »Heinz ist ja nicht verrückt, sondern nur betrunken.«

»Aber er meint immer, wir hätten seine Frau entführt«, sagte Carolin. »Also ist er in betrunkenem Zustand zumindest ein bisschen verrückt. Dafür muss man ja nicht gleich einen Aluhut tragen.«

»Und Peter fühlt sich damit besser.« Robert beugte sich verschwörerisch vor, als fürchtete er, belauscht zu werden. »Der ist wirklich so ein bisschen überängstlich, weißt du?«

Und das von dem Mann, der den Einfluss von Rohkost auf Krebs ergoogelt hatte. Aber jeder hatte seine Schwachstellen. Sowohl Robert als auch der perfekte Peter.

Als Anja am nächsten Morgen ins Wohnzimmer trat, unterhielt Gret sich dort mit Frau Iyenger. Anja blieb stehen und blinzelte. Sie versuchte zu verstehen, was die beiden sagten, und brauchte eine Weile, bis ihr einfiel, dass Frau Iyenger kein Deutsch konnte. Gret sprach Englisch. Gret sprach Englisch?

Sie sprach es nicht sonderlich gut und durchmischt mit deutschen Worten, die sie mit Gesten unterstrich. Nein, nicht nur deutsche Worte. Hin und wieder war auch etwas dabei, was verdächtig nach diesem Tamil klang, das Naresh sprach. Wann hatte Gret das denn gelernt? Den paar Bruchstücken nach zu urteilen, die Anja verstand, ging es ums Essen. Das erklärte das Wunder vielleicht ein wenig.

Hinter Anja trat Sabine ein. Sie blieb ebenfalls erst einmal stehen und starrte. »Ich glaube, sie versucht gerade, Kartoffelsalat zu erklären«, sagte Sabine schließlich.

Anja meinte auch, irgendwo das Wort »Grumbeere« gehört zu haben.

Sabine schüttelte den Kopf. »Es ist ein Wunder, dass sie so überhaupt irgendeine Art von Inhalt vermitteln kann.«

»Dafür, dass sie vor ein paar Wochen noch zwischen Ausländisch und anderem Ausländisch unterschieden hat, ist es eine ziemliche Leistung«, sagte Anja.

Gret sah auf und winkte. »Wir tausche grad vegetarische Rezepte aus. Han ja gar net gewusst, dass man so viel gute Sach ohne Fleisch mache kann.«

»Ah«, sagte Sabine. »Deshalb redet sie über Kartoffelsalat und nicht über Schnitzel.«

Sabine und Herr Iyenger zogen sich noch vor dem Frühstück zu ihrem Geschäftsgespräch zurück, und Hertha lieh sich nach dem Frühstück Anjas Tablet aus. Anja nutzte die Gelegenheit, um Marion auf den neuesten Stand zu bringen und Gret in das »Heinz-Problem« einzuweihen.

»Ich hoffe ja, das habt ihr net em Hertha gesagt«, sagte Gret sofort.

»Wofür hältst du uns?«, fragte Marion empört.

Anja nickte. Hertha konnte nichts dafür. Wer kannte das nicht? Manchmal heiratete man einfach die falsche Person, und dann blieb man aus Mitleid mit ihr zusammen, und das machte alles nur noch schlimmer. Na gut, viele Leute kannten das nicht, aber wenn es einem passierte, brauchte man nicht auch noch Freunde, die einen für das verantwortlich machten, was die schreckliche schlechtere Hälfte tat.

»Wenn sich nicht demnächst etwas ändert, müssen wir trotzdem heimfliegen, sobald Sabine hier fertig ist«, sagte Marion. Sie stand auf und ging im Wohnzimmer der Familie Iyenger auf und ab. Ein bisschen erinnerte sie an einen Feldherrn, der einen Schlachtplan entwarf, eine deutliche Verbesserung im Vergleich zu ihrer sonst üblichen Nervosität. Vielleicht half es, daran erinnert zu werden, dass andere Leute sich ohne Krankenversicherung durchschlagen und in Wellblechhütten leben mussten, während das größte akute Problem, das man selbst hatte, ein pöbelnder, betrunkener Nachbar war.

»Das mit dem Sozialpsychiatrischen Dienst ist sicher nicht schlecht. Aber wir sollten auch noch mal überlegen, was wir von hier aus tun können.«

Sie überlegten.

Sie überlegten, während Gopal die Gruppe – Sabine ausgenommen – zum Kurinji Andavar Tempel brachte. Indien sollte immerhin ein sehr spirituelles Land sein, das zumindest hatte Marion in ihrem Reiseführer gelesen. Da musste man sich schon ein paar Tempel anschauen, wenn man die Gelegenheit hatte.

Es stellte sich heraus, dass das reich verzierte Dach, das Anja aus der Ferne gesehen hatte, nur zum Eingangstor des Tempels gehörte. Dort zogen sie ihre Schuhe aus, denn es war strikt verboten, den Tempel mit Schuhen zu betreten. Man musste sie vor der Tür zurücklassen, wo sich bereits verschiedenartiges Schuhwerk stapelte. Anja hoffte, dass sie ihre Schuhe später tatsächlich wiedersehen würden.

Der Rest des Tempels ragte weniger hoch auf als das Eingangstor, war aber ähnlich reich verziert mit kleinen Figuren und Tieren aller Art.

Während Hertha die Elefantenköpfe an einer Säule

bewunderte, flüsterte Marion: »Was, wenn wir ihm einfach einen Urlaub bezahlen? Wir kaufen ihm ein Ticket nach Paris oder so und behaupten, Hertha wäre da. Dann macht er dort eine Woche Urlaub und sucht sie und kommt zurück, wenn wir auch zurückkommen.«

Anja war sich nicht sicher, ob man das den Franzosen antun sollte. Sie schüttelte den Kopf. »Ich glaube, er will, dass Hertha zu ihm kommt, nicht umgekehrt. Sonst wäre er sicher längst auf die Idee gekommen, ihr nachzureisen.«

Sie überlegten weiter. Derweil lernten sie den hinduistischen Gott Murugan kennen, von dem Anja noch nie zuvor gehört hatte, dem der Kurinji Andavar Tempel aber offensichtlich geweiht war. Auf den Darstellungen, die sie zu sehen bekamen, lehnte eine Lanze an seiner rechten Schulter, und eine Hand hatte er zu einer Geste erhoben, die wohl Furchtlosigkeit ausdrücken sollte.

»Er ist ein Beschützer«, übersetzte Marion Gopals Erklärung. »Er kämpft gegen böse Kräfte und vertreibt die Furcht. Er ist außerdem ein Kriegsgott.«

Die Tempelbesucher brachten Murugan Blumen und kleine Körbe mit Essen als Opfergaben dar, die von einem Priester entgegengenommen wurden.

»Wenn man ihm was zu essen mitbringt, vertreibt er das Böse?«, fragte Hertha.

Gopal wackelte auf die indische Art mit dem Kopf, die alles bedeuten konnte. Wahrscheinlich sollte es in diesem Fall ausdrücken, dass die Sache schon ein wenig komplizierter war. Hertha zog einen Müsliriegel aus der Tasche.

»Du kannst doch einem Gott keinen Müsliriegel darbringen!«, rief Marion.

»Hast du nicht schon in den ganzen Kirchen und Kathedralen Kerzen angezündet?«, fragte Anja. War es nicht irgendwie blasphemisch, wenn man erst in christlichen Kirchen Kerzen anzündete und dann einem indischen Gott einen Müsliriegel opferte?

»Na ja«, sagte Hertha. »Ich dachte, je mehr göttlicher Beistand, desto besser. Man weiß ja nie, was was nützt. Und wenn er böse Dinge vertreiben kann, hat er bestimmt auch was gegen Krebs.«

Unwillkürlich überlegte Anja, ob sie nicht auch noch ein wenig Proviant dabeihatte. Nicht wegen des Krebses. Wenn man anfing, irgendwelchen Göttern für die eigene Heilung Opfer darzubringen, wo hörte das dann auf? Wie viele Götter gab es auf der Welt? Was, wenn man sich für den Rest seines Lebens fragen musste, ob nicht Ubuntu, der afrikanische Gott kleiner Kiesel, derjenige gewesen wäre, der einem hätte helfen können? Konnte man sich da noch auf irgendetwas anderes konzentrieren? Nein. Aber wenn sie schon mal da waren, würde es vielleicht nicht schaden, Murugan auf Heinz den Schrecklichen anzusprechen. Während Gopal Hertha deutlich machte, dass ein Müsliriegel keine angemessene Opfergabe war, und sie zusammen loszogen, um etwas Passenderes zu finden, beugte sich Marion wieder zu Anja herüber.

»Was, wenn wir Heinz für den Rest der Zeit, die wir unterwegs sind, jemanden bezahlen, der für ihn putzt und kocht? Vielleicht fällt ihm dann gar nicht mehr auf, dass Hertha weg ist?«

Anja war sehr froh, dass Hertha das nicht gehört hatte.

»Wir könne dem doch net auch noch was Gutes tun!«, rief Gret. Als Marion einen Finger auf die Lippen legte, sah sie sich eilig nach Hertha um, aber die war immer noch mit Gopal irgendwo verschwunden.

»Wir könne den doch net noch dafür belohne, dass er sich unmöglich aufführt!«, sagte Gret, diesmal leiser. Da hatte sie recht. »Außerdem«, fuhr sie fort, »tät ich Mitleid mit der arme Frau han, die wir do hinschicke.«

Da hatte sie noch mehr recht.

»Stimmt«, sagte auch Marion. »Eine Putzfrau können wir da nicht hinschicken.«

Anja fragte sich, ob sie nicht einfach die Wasserstoffblondine, die Heinz von der Arbeit abholte, dazu überreden konnten, auch mal bei ihm zu putzen. Dann täte sie zumindest etwas Nützliches. Aber der wollte man vielleicht keinen Grund dafür liefern, noch mehr Zeit mit anderer Leute Ehemänner zu verbringen. Egal, wie verkorkst die betreffende Ehe war.

Marion war für den Rest des Ausflugs sehr nachdenklich. Als Anja sah, wie Hertha dem Priester des Tempels eine frisch gekaufte Blumengirlande überreichte und dafür einen Punkt auf die Stirn gemalt bekam, bat sie Gopal, ihr auch eine zu besorgen. Nur für den Fall, dass es tatsächlich etwas nützte. Und dann kaufte sie noch eine für Sieglinde, sozusagen als verspäteten Kranz.

Der Medizinstudent lachte. »So viele Blumengirlanden habe ich seit langem nicht mehr in einen Tempel gebracht«, erklärte er auf Englisch.

Anja legte fragend den Kopf schief.

Gopal grinste. »Ich bin Atheist.«

Selbst in sehr spirituellen Ländern musste es wohl Ausnahmen von der Regel geben.

Als sie von ihrem Tempelbesuch zurückkehrten, war Sabine immer noch im Gespräch mit Herrn Iyenger. Inzwischen war es in Deutschland spät genug, um dort jemanden zu erreichen. Marion und Gret schlichen zu Anja ins Zimmer und setzten sich, während sie Skype startete.

Robert wirkte ein wenig nervös angesichts des großen Publikums. »Es ist so mittelgut gelaufen«, kündigte er an.

»Mittelgut« konnte natürlich alles bedeuten, von »sehr scheiße, aber so direkt will ich das nicht sagen« bis hin zu »eigentlich gar nicht schlecht«.

»Wir haben mit jemandem vom Sozialpsychiatrischen Dienst gesprochen«, berichtete Robert. »Vielleicht hat Peter ein bisschen übertrieben, aber sie haben gesagt, sie schreiben Heinz mal einen Hilfebrief. Das ist wohl das Standardvorgehen.«

»Hilfebrief« klang nicht so, als würde sich tatsächlich jemand Heinz ansehen.

»Peter ist wirklich nicht gut mit Konflikten«, sagte Marion schon wieder entschuldigend.

Robert winkte ab. »Es dauert jetzt halt ein bisschen, bis da was passiert. Und solange er nicht messerschwingend durch die Gegend läuft oder so was, können sie wohl auch nicht viel machen.«

Gret schnaubte. »Das is ja mol typisch. Immer muss erstmol was passiere, damit was passiert.«

»Na ja«, sagte Anja. »Wenn man anfängt, Leute wegzusperren, nur weil sie ein bisschen komisch sind, hätte man ja bald keine Leute mehr auf der Straße ...«

Robert räusperte sich und zog damit wieder die Aufmerksamkeit auf sich. »Wir hatten aber noch ein paar Ideen«, sagte er. »Herr Gerhardt hat angeboten, dass Björn und Sven nach der Schule zu ihm kommen, bis Peter von der Arbeit kommt. Also vor allem Björn. Sven bleibt wohl lieber bei Freunden. Aber dann sind sie zwischendurch nicht allein zu Hause, falls Heinz da wieder Stunk macht. Und Herr Gerhardt ist ja eh die ganze Zeit auf dem Hof und kann ein Auge auf Björn haben. Das ist wahrscheinlich nicht wirklich notwendig, aber es scheint Peter zu beruhigen.«

Gret wirkte plötzlich sehr stolz. »Manchmal hat er gute Idee, der Harald.«

Marion nickte. »Das macht Björn sicher auch Spaß, wenn er auf dem Hof mit anpacken kann.«

Anja war beeindruckt. »Hast du das organisiert?«

»Carolin hat's organisiert.« Robert strahlte voller Vaterstolz. Sie hatten doch definitiv etwas richtig gemacht bei der Erziehung ihrer Tochter, fand Anja.

»Ich habe nur Heinz bei der Werkstatt abgepasst, wo er arbeitet«, sagte Robert. »Ich dachte mir, da ist er dann vielleicht nüchtern.«

Jetzt wurde es spannend.

»Hat er mit sich reden lassen?«, fragte Anja.

Robert wiegte den Kopf auf eine Art, die fast indisch aussah. »Er ist ziemlich schlecht auf uns alle zu sprechen. Er meint, ihr hättet seiner Frau Flausen in den Kopf gesetzt.« Er räusperte sich. »Er hat das nur etwas weniger nett ausgedrückt.«

Manche Leute waren wohl nicht nur mit dem Leben überfordert, sondern auch einfach Idioten.

»Flausen!« Gret schnaubte. »Dem tät ich was verzähle, wenn ich dahem wär.«

»Also wissen wir nicht, was er macht, wenn er das nächste Mal betrunken ist«, fasste Marion die Situation ernüchtert zusammen.

»Das tut mir so leid …« Die Stimme kam von der Tür her.

Anja sah auf, und rechts und links von ihr ruckten auch die Köpfe von Marion und Gret nach oben.

Hertha stand in der Tür.

Bevor eine von ihnen etwas sagen konnte, näherten sich schnelle Schritte auf dem Flur. Es war Gopal. Schwer atmend stieß er ein paar Worte hervor. Anja verstand nicht, was er sagte, und schaute sich nach Marion um. Die war plötzlich bleich.

Gret runzelte die Stirn. »Hat er grad irgendwas mit em Sabinche gesagt?«

»Sie ist zusammengebrochen«, übersetzte Marion. »Sabine ist zusammengebrochen.«

Sabine hatte offensichtlich noch ganze Arbeit geleistet, bevor sie zusammengebrochen war. Sie hatte einen neuen Vertrag ausgehandelt, der sie mehr Geld kostete, aber festschrieb, dass dieses Geld dazu verwendet wurde, den Arbeitern bezahlte Krankentage zu ermöglichen. Und alles, was übrigblieb, wurde in eine Art Betriebskrankenkasse gesteckt. Gopal schwankte zwischen Sorge und Begeisterung, während er ihnen davon erzählte. Er hatte seinem Vater schon lange damit in den Ohren gelegen, seinen Arbeitern bessere Bedingungen zu bieten, aber der hatte nie auf ihn hören wollen. Nun würde Gopal darauf achten, dass Herr Iyenger den neuen Vertrag tatsächlich einhielt. Natürlich lösten sich damit nicht alle Probleme in Luft auf, betonte er. Aber es war ein guter Anfang. Für einen Augenblick konnten sie sich alle in dem Gefühl sonnen, etwas Gutes bewirkt zu haben. Dann erklärte Gopal, er habe Sabine ins Krankenhaus von Kodaikanal gebracht.

»Es ist irgendwas mit ihrem Blut«, übersetzte Marion. »Ich wusste es! Ich habe ihr gesagt, sie soll Bescheid sagen, wenn es ihr nicht gutgeht, aber sie hat ja immer so getan, als wäre alles in Ordnung!«

Anja dachte daran, wie Sabine in Australien immer als Erste aus dem Wasser gestiegen war, und wie blass sie in letzter Zeit ausgesehen hatte. Sie hätten wahrscheinlich alle ahnen können, dass früher oder später etwas passieren würde.

»Sie wollte wahrscheinlich nicht, dass wir ihretwegen die Reise abbrechen«, sagte Hertha.

»Diese Sache mit den Vertragsverhandlungen war vielleicht etwas zu viel Aufregung für sie.« Anja fühlte sich schuldig. Die Fairtrade-Töpfe waren immerhin ihre Idee gewesen. Auch wenn sie nicht wusste, ob Sabine die tatsächlich umsetzen wollte.

»Ich hoff, die han hier vernünftige Krankehäuser«, sagte Gret. »Wo se schon keine vernünftige Krankeversicherung han.«

Wieder quetschten sie sich alle in Gopals Auto. Während der Fahrt überlegte Anja, dass man wahrscheinlich schon ein Zen-Meister sein musste, wenn man in Indien eilig von A nach B kommen wollte, ohne wahnsinnig zu werden. Auf einer langen Straße außerhalb der Stadt, die Gopal als Abkürzung bezeichnet hatte, tuckerten sie eine halbe Ewigkeit hinter jemandem her, der auf einem Elefanten ritt. Gopal vertrat die strikte Ansicht, dass man Elefanten nicht einfach so überholte.

»Kann der net woanners mit Dumbo ausreite?«, schimpfte Gret. Keine von ihnen wunderte sich noch ernsthaft über den Elefanten. Zwischen den Kühen und den gefährlich hoch beladenen Transportern unterschiedlichster Art fiel er ohnehin kaum auf.

Schließlich fuhr Gopal auf den Parkplatz eines Gebäudes mit vielen kleinen Fenstern, das zu größeren Teilen aus Naturstein gemauert zu sein schien. Wahrscheinlich war das sehr idyllisch oder so. Außer man war zufällig krank und hoffte auf möglichst moderne medizinische Ausstattung.

»Ähm …«, machte Marion. Aber da stürmte Gret bereits die Stufen zum Eingang hinauf, und sie mussten ihr folgen, um sie nicht zu verlieren. Soviel Gret und Sabine auch stritten, zumindest von Grets Seite aus war das zwischen ihnen offensichtlich eine tief empfundene Freundschaft.

Jenseits der Tür blieben sie alle abrupt stehen.

Der Eingangsbereich des Krankenhauses sah aus wie die Wartehalle eines Bahnhofs. An den Wänden standen ein paar Bänke, auf denen Leute saßen, in einer Ecke waren Plastik-Gartenstühle zu einer Sitzgruppe zusammengeschoben. Jeder Schritt hallte laut von den Wänden wider. Genau genommen sagte der Eingangsbereich eines Krankenhauses natürlich noch gar nichts über dessen medizinische Ausstattung aus. Weder die Bänke noch die Gartenstühle an sich waren beunruhigend.

»Ich bin sicher, sie haben einfach an den richtigen Stellen gespart«, sagte Anja laut, vor allem, um sich selbst zu beruhigen. »Ein Krankenhaus braucht keinen hübsch eingerichteten Wartesaal.«

Marion nickte sehr heftig und räusperte sich. »Du hast bestimmt recht.«

Gopal versicherte ihnen, das Krankenhaus sei eines der besten und saubersten in ganz Kodaikanal. Dann musste er Gret hinterhereilen, die in Richtung einer Frau stiefelte, die eine weiße Haube auf dem Kopf trug.

»Wo is es Sabinche?« Die Frage hallte so laut durch den Saal, dass einige der Wartenden auf den Bänken zusammenzuckten. Die Krankenschwester sah Gret an, als wäre diese eine Kuh, die versuchte, ihr Kälbchen zu verteidigen.

Gopal rettete die Situation, indem er an Gret vorbeisprintete und mit der Krankenschwester ein paar schnelle Worte wechselte in einer Sprache, die eventuell Tamil war. Sofort lächelte die Krankenschwester und bedeutete ihnen, ihr zu folgen. Sie führte die Besucher durch einen schmalen Gang in einen weiteren großen Raum. Hier standen mehrere Reihen von Betten. Einige waren leer, andere waren durch Vorhänge vom Rest des Raumes abgetrennt. Es sah ein bisschen aus wie in Filmen über den Zweiten Weltkrieg. Was wirklich kein beruhigender Vergleich war. Hinter einem dieser Vorhänge fanden sie schließlich Sabine. In einem ihrer Arme steckte eine Nadel. Ein Schlauch führte zu einem Beutel voller Blut. Mit der freien Hand hielt sie sich ihr Handy ans Ohr.

»Ja, Schatz, es kostet uns ein bisschen mehr Geld, aber wir können Werbung damit machen. Sieh es als Investition.« Sie lächelte. »Ich bin mir sehr sicher … Ja … Es wird uns nicht umbringen, Schatz. Wenn es sein muss, bezahle ich es persönlich von meinen Anteilen.«

Endlich bemerkte sie, dass sie Besuch hatte. Sabine winkte ihnen zu, und Anja fiel auf, dass ihr der Mund offen stand. Sie klappte ihn zu.

Nach einem Moment legte Sabine auf. »Schön, dass ihr kommen konntet.«

»Ich dacht, du wärst fast gestorb!«, sagte Gret leicht vorwurfsvoll. Als wäre Sabine verpflichtet, röchelnd im Bett zu liegen, nachdem Gret hereingestürmt gekommen war, um Sabine höchstpersönlich den Klauen des Todes zu entreißen.

Allerdings hatte auch Anja das Gefühl, dass die ganze Sache ein wenig antiklimaktisch verlaufen war. »Dir geht es schon wieder gut?«

»Wir haben uns Sorgen um dich gemacht!«, stieß Marion nun hervor.

»Besonders Gret hat sich Sorgen um dich gemacht«, sagte Hertha. »Wir anderen aber natürlich auch«, fügte sie eilig hinzu, weil ihr wohl aufgegangen war, dass ihre Aussage missverstanden werden konnte.

Gret verschränkte die Arme vor der Brust. »Na ja«, sagte sie. »Ich dacht, du wärst fast gestorb …«

Sabine schüttelte den Kopf. »Ich hatte einen leichten Schwächeanfall wegen zu weniger roter Blutkörperchen.« Sie deutete auf den Beutel an dem Ständer neben ihrem Bett. »Das wird jetzt gerade behoben. Es geht mir gut. Gopal hat dafür gesorgt, dass ich zügig richtig behandelt wurde. Sie dachten erst, ich hätte vielleicht einen Sonnenstich, aber er wusste über meine schlechten Blutwerte Bescheid und konnte ihnen die Sache erklären. Ich hatte für so einen Fall vorgesorgt.«

»Hm«, sagte Marion verlegen. Sie konnte Sabine jedenfalls nicht vorwerfen, die Sache zu sehr auf die leichte Schulter genommen zu haben. Schließlich sprach sie aus, was Anja so oft gedacht hatte. »Ich schätze, es ist gut, einen Medizinstudenten dabeizuhaben.«

Sabine nickte. Dann erzählte sie ihnen, dass sie ihren Mann gerade über den neuen Vertrag informiert hatte. Die Sache war nun so gut wie in trockenen Tüchern.

»Ich hoffe, ihr seid jetzt zufrieden«, sagte sie.

»Wir wollten nicht, dass du dich so sehr verausgabst, dass du zusammenbrichst«, beteuerte Marion.

»Ich hätt nix gesagt, wenn ich gewusst hätt, wie dreckig es dir geht«, stimmte Gret zu.

»Es tut uns echt leid«, sagte Hertha.

Sabine winkte ab. »Ich lasse mich prinzipiell nie zu etwas nötigen, was ich nicht selbst tun will.«

»Wenn das so ist«, sagte Anja, um die Stimmung aufzulockern, »interessiert es dich wahrscheinlich auch nicht, dass du in den Augen meiner Tochter jetzt so was wie eine Heldin bist.«

Sabine schniefte, aber es klang ein wenig geschmeichelt.

»Dann ist das immerhin ein guter Abschluss für unsere Reise«, sagte Marion.

Sabine runzelte die Stirn. »Was heißt denn hier Abschluss? Mir geht es wieder gut!« Sie deutete auf den Beutel an ihrem Infusionsständer. »Wird es wieder gutgehen.«

»Was, wenn du noch mal umfällst, und der Gopal is net inner Nähe?«, fragte Gret skeptisch.

»So eine Bluttransfusion hält eine Weile vor«, behauptete Sabine. »Ich hab mir Urlaub hierfür genommen. Ich flieg nicht wieder heim, ohne noch mehr von Indien und dann die Pyramiden gesehen zu haben!«

Die Pyramiden lagen natürlich nicht in Indien, aber Anja erinnerte sich dunkel, dass ihre nächste Station Ägypten sein sollte. So aufgeregt hatte sie Sabine noch nie gesehen. Sie hätte nicht gedacht, dass ausgerechnet der hochnäsigen Sabine diese Reise so wichtig war.

Für eine Weile standen sie schweigend um Sabines Bett herum. Marion kaute auf ihrer Unterlippe, Hertha rang die geröteten Hände. Anja fragte sich, ob sie diejenige sein musste, die die Sache mit Heinz ansprach.

»Ich werde so schnell nicht noch mal irgendwohin reisen, wenn wir erst wieder zu Hause sind«, sagte Sabine schließlich leise. »Und ich wollte immer die Welt sehen, wisst ihr?«

Den Gesichtern der anderen nach zu urteilen, hatten sie das genauso wenig gewusst wie Anja. Bei Sabine war es einfach schwer vorstellbar, dass sie irgendetwas wollen könnte, was sie noch nicht hatte.

»Ich dachte immer, dazu wäre später noch Zeit«, fuhr Sabine fort. »Und dann ist Sieglinde gestorben und hatte noch diese ganzen Sachen vor. Und dann hatte Anja diese verrückte Idee, da dachte ich, jetzt oder nie.«

»Also«, sagte Marion vorsichtig, »versuchst du gar nicht nur, uns nicht den Spaß zu verderben …«

Sabine schnaubte. »Ich habe doch gerade gesagt, ich lasse mich nicht zu irgendetwas nötigen, was ich nicht tun möchte.« Sie schob das Kinn vor. »Deshalb werdet ihr mich auch nicht dazu kriegen, die Reise abzubrechen.«

Wie es aussah, war Anja wirklich diejenige, die die Sache mit Heinz ansprechen musste. Also tat sie es. Dabei kam sie sich vor wie eine besonders miese Spielverderberin. Während Marion, Anja und Gret abwechselnd von den Übeltaten von Heinz dem Schrecklichen berichteten, wurde Hertha kleiner und kleiner. Sie tat Anja unglaublich leid, aber sie hatte nun ja ohnehin schon belauscht, worüber sie mit Robert geskypt hatten.

»Es ist vor allem mein Peter«, entschuldigte sich Marion wieder. »Er wird immer ganz kribbelig, sobald es mit irgendwem Streit gibt.«

»Diesmal sin wir net neidisch«, sagte Gret. Marion zeigte immerhin ein leichtes Lächeln. Sabine runzelte die Stirn, als würde sie überlegen, ob man dieses Problem genauso mit Geld lösen konnte wie die Sache mit den indischen Arbeitern. Schließlich seufzte sie und schüttelte den Kopf.

»Ich schaue dann einfach nach dem nächsten Flug nach Deutschland.« Marion ließ die Schultern hängen.

»Nein.«

Im ersten Moment konnte Anja gar nicht glauben, dass dieses Wort aus Herthas Mund gekommen war. Es hatte so entschlossen geklungen. Aber diesmal senkte Hertha nicht den Blick, als alle sie anstarrten.

»Ich denke, ich werde noch mal mit dem Heinz sprechen«, sagte sie.

Sabine nickte anerkennend.

Anja kam sich ein bisschen vor wie bei diesen großen Domino-Rekorden, wo man einen Stein anstieß und dann zusah, wie die folgenden Steine einer nach dem anderen umfielen. Anja schrieb Carolin eine Nachricht. Carolin rief daraufhin ihre Freundin Jenny an, die wiederum Joschi anrief, dessen Vater die Werkstatt gehörte, in der Heinz arbeitete. Dann brachte Robert seinen Laptop dorthin und verband ihn mit dem WLAN der Werkstatt. Dabei achtete er sorgsam darauf, dass Heinz ihn nicht sah, damit der nicht wieder behauptete, andere Leute würden seiner Frau Flausen in den Kopf setzen. Joschis Vater überreichte Heinz den Laptop mit der aufgebauten Skype-Verbindung.

Fast auf der anderen Seite der Welt hielt Hertha Anjas Tablet in den Händen. Marion, Gret, Sabine und Anja saßen außerhalb des Erfassungsbereichs der Kamera. Sabine hatte sich mehr oder weniger selbst aus dem Krankenhaus entlassen, kaum dass die Bluttransfusion abgeschlossen war. Sie sagte, das Bett sei ohnehin nicht sonderlich gemütlich gewesen.

»Du musst das nicht machen«, sagte Marion.

»Doch«, widersprach Hertha.

»Du schaffst das«, ermunterte Gret sie.

»Sei ruhig, aber bestimmt«, wies Sabine sie an. Anja hasste solche Ratschläge. Genauso gut konnte man sagen: »Mach einfach alles perfekt.« Die entscheidende Frage war doch. Wie? Wie zur Hölle gab man sich »ruhig, aber bestimmt« in einer nervenaufreibenden Situation? Das verriet einem nie jemand.

»Es ist nicht schlimm, wenn es nicht klappt«, sagte Anja. Druck rauszunehmen war doch gut, oder? »Wir wissen, dass du nichts dafür kannst, wie Heinz sich verhält.«

»Hertha?«, drang Heinz' Stimme aus den Lautsprechern des Tablets.

Hertha holte tief Luft, während Anja versuchte, Ruhe und Unterstützung auszustrahlen.

»Heinz«, sagte Hertha. »Kannst du bitte meine Freunde in Ruhe lassen?«

Sabine zeigte ihr den Daumen nach oben.

»Freunde?« Heinz klang verwirrt. »Seit wann hast du Freunde?«

Neben Anja sog Marion leise die Luft zwischen die Zähne. Auf einer Übelkeitsskala von eins bis zehn wäre diese Antwort zielsicher auf der Zwölf gelandet. Hertha presste die Lippen aufeinander.

»Ruhig, aber bestimmt«, flüsterte Sabine beschwörend.

»Du könntest einfach aufhören, so ein Drama zu machen, und heimkommen«, sagte Heinz auf der anderen Seite der Welt.

Gret schnappte nach Luft, und Anja legte ihr eine Hand auf die Schulter, bevor sie lautstark etwas wenig Hilfreiches von sich geben konnte.

»Vergiss, was ich gesagt habe«, sagte Sabine stattdessen. »Werd einfach wütend.«

Erneut holte Hertha tief Luft. »Ich mache kein Drama.« Erstaunlicherweise klang sie ruhig, aber bestimmt. »Ich sehe die Welt, und ich habe sehr viel Spaß dabei. Ich möchte nicht, dass du das ruinierst.«

»Du fragst doch auch nicht, was ich will!«, ereiferte sich Heinz. »Du ziehst einfach mit deinen hochnäsigen Freundinnen los und verschwendest gar keinen Gedanken mehr an mich!«

Anja kam zu dem Schluss, dass ihr Heinz der Schreckliche betrunken deutlich sympathischer war als nüchtern.

Das hätte sie niemals für möglich gehalten. Neben ihr kritzelte Sabine »Du hast es verdient! Wütend werden!« auf ein Blatt Papier und hielt es hoch.

Wenn Hertha noch tiefer Luft geholt hätte, wäre sie wahrscheinlich geplatzt. »Es tut mir leid«, sagte sie.

Sabine seufzte, und Gret schüttelte mit Grabesmiene den Kopf. »Aber ich mache jetzt ein Mal, was ich möchte«, fuhr Hertha fort. »Ich bin sehr glücklich damit, und ich denke, dass du es schaffen kannst, noch zwei Wochen allein zu sein, bevor ich zurückkomme.«

»Was heißt da schaffen?«, brauste Heinz auf. »Ich brauch dich doch gar nicht! Vor allem nicht, wenn die dich schon mit ihrer Hochnäsigkeit angesteckt haben. Ich komm wunderbar allein klar!«

Ein wirklich erstaunliches Beispiel von umgekehrter Psychologie. Anja war beeindruckt.

Hertha lächelte. »Dann kannst du ja aufhören, bei den Familien meiner Freunde nach mir zu fragen, oder?«

»Die können mich eh am Arsch lecken!«, verkündete Heinz. »Ich brauch niemanden!«

»Es freut mich, dass du so selbständig bist«, sagte Hertha. »Ich bin sehr stolz auf dich.«

Bei jedem anderen hätte Anja hinter einer solchen Aussage eine ordentliche Portion Ironie vermutet. Aber aus Herthas Mund klang der Satz fast ehrlich.

Heinz sah das wohl anders. »Verarschen kann ich mich selber! Wenn du lieber mit deinen neuen reichen Freunden durch die Welt gondeln willst, mach halt! Dann komm mir aber nachher nicht wieder angekrochen!« Das

Geräusch eines zuklappenden Laptops erklang, dann brach die Verbindung ab.

Mit zitternden Händen legte Hertha das Tablet beiseite. »Das macht er manchmal«, sagte sie. »Dann schmollt er und wartet drauf, dass ich mich entschuldige.« Sie hielt inne und kratzte sich am Kopf. »Ich hab noch nie ausprobiert, was passiert, wenn ich mich nicht entschuldige. Vielleicht gibt er eine Weile Ruhe?«

»Das war klasse!«, rief Gret.

»Wo hast du das gelernt?«, fragte Anja beeindruckt.

Hertha hob die Schultern. »Ich bin nicht so gut im Wütend-werden.«

»Ich glaube«, sagte Sabine langsam, »das war in dem Fall nicht schlimm.«

Hertha errötete. »Na ja«, fuhr sie fort, »ich dachte einfach, es tut mir immer so gut, wenn ihr oder der Riley mir was Positives sagt, obwohl ich so viel falsch mache. Also hab ich probiert, ob das dem Heinz auch hilft.«

Anja schüttelte lachend den Kopf. Hertha hatte tatsächlich jedes Wort ernst gemeint.

Sie fuhren von Kodaikanal aus mit einem Reisebus weiter nach Norden. Über Heinz den Schrecklichen hörten sie keine Beschwerden mehr. Irgendwer sprühte ein paar Tage nach Herthas Gespräch mit Heinz in schlechter Rechtschreibung »Hir leben reiche Arschlocher« an die Mauer der Kleist'schen Villa, aber Heinz konnte nichts nachgewiesen werden. Sabines Mann ließ es einfach überstreichen. Robert berichtete, dass er Heinz manchmal beim Joggen begegnete und dieser ihn böse anstarrte. Aber mit Starren konnte man leben.

Nun bekam Gret das Indien zu sehen, das sie erwartet hatte: Heiß, staubig und stellenweise sogar voller Leute, die in einem Fluss badeten, dessen Wasser so dreckig war, dass Anja freiwillig noch nicht mal den kleinen Zeh reingehängt hätte. Sie sahen Unmengen bunter Tempel, in denen Hertha jeweils ein Opfer für den dortigen Gott hinterließ. Es gab kaum Tage, an denen sie nicht mit einem roten Punkt auf der Stirn herumlief, und sie wurde deswegen nur einmal seltsam angeschaut, als sie nämlich in einer Kirche eine Kerze anzündete. Keiner brachte es übers Herz, sie auf das erste Gebot hinzuweisen. Das mit den anderen Göttern, die man nicht neben Gott haben sollte. Der konnte für Hertha ruhig mal eine Ausnahme machen, fand Anja. Die hatte immerhin schon genug eifersüchtige Männer in ihrem Leben.

Sie sahen ein Fest, bei dem Kühe mit Blumengirlanden geschmückt und eine Menge bunter Pulver versprüht wurden, bis wirklich jeder Teilnehmer farbenfroh gekleidet war, ob er das vorgehabt hatte oder nicht. Sie sahen auch mehr Wellblechhütten, manche mit Luftballons vor dem Eingang, und Hertha zog einen stetigen Strom bettelnder Kinder hinter sich her, weil sie ständig Essen und Kleingeld verteilte. Sabine versuchte, ihr zu erklären, dass die Kinder ihre Einnahmen am Ende des Tages sicher an irgendwen abgeben müssten und dass sie nun einmal nicht der ganzen Welt helfen könne, aber sie stieß auf taube Ohren.

»Indien ist seltsam«, sagte Marion, während Hertha extra dafür erstandene Süßigkeiten an eine jauchzende Kinderschar ausgab.

Anja sah sie überrascht an. »Ist das nicht Grets Spruch?«

Gret versuchte gerade, eine Pomelo zu schälen. Das war eine Frucht, die ein wenig aussah wie eine große grüne Orange und ein bisschen schmeckte wie eine Mischung zwischen einer Grapefruit und einem Granatapfel. Sie hatten herausgefunden, dass man Früchte, die sich noch in ihrer Schale befanden, doch bedenkenlos essen konnte – falls man an das Fruchtfleisch herankam.

»Ich han nix gesagt!«, beteuerte Gret. Dann wandte sie sich wieder der Pomelo zu und zog an einem Stück Schale, das mindestens drei Zentimeter dick war. »Wenn ich nur mein Obstmesser net hätt dahem lasse müsse!«

»Ich meine nur«, sagte Marion. »Den Leuten geht's teilweise wirklich schlecht. Man könnte denken, dass sie irgendwie bitter werden würden oder so. Aber die meisten sind so unglaublich nett und freundlich. In Unteröffelsheim jammern mehr Leute über ihr Leben als hier.«

»Fängst du jetzt auch noch an zu philosophieren?«, fragte Sabine. Sie klang etwas abgelenkt, weil sie ein kleines Mädchen beobachtete, das abseits der Gruppe Kinder stand, die Süßigkeiten in sich hineinstopften. Die Kleine schien sich nicht zu den anderen zu trauen.

»Ich denke, sonst wird man nur verrückt«, sagte Anja. Als die anderen in ihre Richtung schauten, hob sie die Schultern. »Wenn man nicht irgendwie versucht, das

Beste aus dem zu machen, was man hat, meine ich. Wenn man die ganze Zeit darüber nachdenkt, wie viel besser es andere Leute haben.«

»Genau wie's Sieglinde gesagt hat.« Endlich gelang es Gret, das letzte Stück Schale von der Pomelo zu ziehen.

Anja nickte und dachte an ihren ersten Besuch bei der Selbsthilfegruppe. Da hatte Sieglinde tatsächlich etwas Ähnliches gesagt, in Bezug auf Krebs. Entweder man verbrachte jede freie Minute damit, sich selbst leidzutun, oder man machte halt das Beste aus dem, was man hatte.

Sabine trat einen Schritt auf das kleine Mädchen zu. »Margarete, wie sagt man ›Möchtest du ein Stück Pomelo haben?‹ auf Indisch?«

»Das heißt net Indisch!«, verbesserte Gret. »Hier spreche se zum größte Teil Hindi.«

Anja musste grinsen.

Schließlich stiegen sie in einer Stadt namens Bhopal wieder in ein Flugzeug. Dafür mussten sie ihre Tickets bereits am Eingang des Flughafens vorzeigen und ihr Gepäck dort schon mehrmals durchsuchen und durchleuchten lassen. Als sie schließlich in der Schlange zu den eigentlichen Sicherheitskontrollen standen, hatte ganz bestimmt keiner von ihnen mehr eine Wasserflasche dabei. Und Anja war endgültig davon überzeugt, dass indische Flughäfen die schlimmsten von allen waren.

»Freut ihr euch schon auf das Tal der Könige?«, fragte Marion.

»Ich dachte, wir schauen in Ägypten die Pyramiden an«, sagte Anja.

»Wenn ihr wollt, können wir das auch machen.« Marion lächelte und wirkte erstaunlicherweise überhaupt nicht nervös angesichts einer möglichen Planänderung. »Wir fliegen auf der Heimreise von Kairo aus ab, da sind sie ganz in der Nähe. Aber Sieglinde wollte vor allem das Tal der Könige sehen. Und einen Tempel an einem Ort namens Dendera.«

»Noch mehr Tempel?«, rief Gret. »Han die Leute früher denn nix anderest gebaut als wie Tempel und Kirche?«

»Doch«, sagte Sabine. »Gräber. Die sehen wir dann im Tal der Könige.«

Gret schnaubte. »Na, das is jo so viel besser …«

5. Station: Agypten

Kaum eine Stunde, nachdem sie in Luxor gelandet waren, eine Stadt relativ weit im Süden von Ägypten, musste Anja ihre Meinung korrigieren. Indische Flughäfen waren nicht die schlimmsten. Ägyptische waren es.

Ihr Koffer war verlorengegangen. Es war natürlich der Koffer, in dem sich nicht nur all ihre Kleidung befand, sondern auch die Souvenirs für Sieglinde. Und es war einfach vollkommen inakzeptabel, dass die verschwunden bleiben sollten. Das ging nicht. Das durfte nicht sein. Kleidung konnte man nachkaufen, aber so schnell ließ sich ein Hundert-Dollar-Kasino-Chip aus Las Vegas nicht ersetzen. Ganz zu schweigen von einer inzwischen leicht zerdrückten indischen Blumengirlande.

Dabei hatte alles so gut angefangen. Es war wieder warm gewesen beim Aussteigen, und sie hatten wieder Palmen gesehen. Anja staunte nicht mehr über Palmen, aber sie freute sich jedes Mal, welche zu sehen, weil sie sofort Urlaubsgefühle weckten. Dann hatte Gret ihre Besorgnis geäußert angesichts der »ganze Leut mit dene Tücher aufm Kopp«. Das war schon weniger gut gewesen. Sabine hatte Gret erklärt, dass weder die Frauen mit ihren Kopftüchern noch die paar Männer, die man mit einem Turban herumlaufen sah, vorhatten, irgendetwas in die Luft zu sprengen.

»Aber bei dene von *Navy CIS* sind das immer die Böse«, protestierte Gret. »Und in den Nachrichte ...«

Sabine verdrehte die Augen.

»Das sind einfach Moslems«, sagte Marion. »Du kennst doch den Tarik von der Tankstelle, oder?«

Gret nickte.

»Der ist auch Moslem.«

Gret kniff skeptisch die Augen zusammen. »Der hat aber kein Tuch aufm Kopp. Und der schwätzt besser Platt als es Anja. Ich han immer gedacht, dem seine Eltere han ihm einfach en komische Name gegebe. So wie es Shanice-Pearl von den Baumgärtners.«

Anja hatte nicht gewusst, dass es in Unteröffelsheim ein Mädchen namens Shanice-Pearl Baumgärtner gab, aber sie hatte sofort Mitleid mit dem armen Kind. Darüber wäre ihr beinahe entgangen, dass Gret gerade ihre Platt-Kenntnisse kritisiert hatte.

»Tarik wohnt schon ziemlich lang in Unteröffelsheim«, sagte Hertha. »Aber ich hab mal seine Eltern gesehen. Seine Mutter trägt ein Kopftuch. Die kommen aus der Türkei oder so.«

Gret schnaubte, aber sie wirkte etwas beruhigt. »Der Tarik is en Netter«, sagte sie.

Dann war Anjas Koffer nicht auf dem Laufband angefahren gekommen. Sie hatten gewartet, bis alle anderen ihre Koffer hatten und niemand sonst mehr am Laufband stand. Da war Anja schon ein wenig mulmig zumute gewesen. Schließlich zog Sabine los, um jemanden zu finden, der Englisch sprach. Das dauerte erschreckend lange, und dann dauerte es noch einmal länger, bis derjenige jemanden fand, der für das Gepäck zuständig war. Nur damit der wiederum die Schultern zuckte und erklärte, der Koffer müsse doch ganz sicher über das Laufband gekommen sein. Ob sie da schon nachgesehen hätten?

Einen Moment lang war Anja sich nicht sicher, ob sie in Tränen ausbrechen oder den Mann packen und schütteln sollte. Gret und Hertha klopften ihr aufmunternd auf die Schulter. Sabine verlangte, den Manager zu sprechen. Gab es so etwas auf einem Flughafen überhaupt?

Anja verabschiedete sich innerlich bereits von ihrem Koffer, als sich ihnen eine Frau mit einem pinkfarbenen Kopftuch näherte. »Entschuldigung«, sagte sie, erstaunlicherweise auf Deutsch. »Vielleicht kann ich Ihnen helfen.«

Anja fiel auf, dass die Frau ihr Kopftuch mit einer Hello-Kitty-Spange festgesteckt hatte. Was vielleicht der Grund war, warum Gret nur kurz irritiert schaute und sich dann entspannte. Leute mit Hello-Kitty-Haarspangen konnten keine Terroristen sein, nicht einmal in Grets Welt.

»Das ist sehr nett«, sagte Anja. »Aber ich habe einfach meinen Koffer verloren. Ich weiß nicht, ob Sie da etwas …«

Die Frau lächelte. »Einen Moment.«

Sie wandte sich an den Mann, der für das Gepäck

zuständig war, und sagte etwas auf Arabisch. Es klang nicht sonderlich freundlich, allerdings war es wohl auch schwer, in einer Sprache freundlich zu klingen, die so viele kehlige Ch-Laute enthielt. Die Miene des Gepäckmannes wurde sehr säuerlich. Er verschwand missmutig und kam kurz darauf mit Anjas Koffer zurück. Es war fast schon Magie.

Die Frau lachte, als Anja ihr überschwenglich dankte. »Ihr Koffer ist nie verlorengegangen«, sagte sie. »Ich kenne den Mann. Er ›verliert‹ gerne mal die Koffer ahnungsloser Touristen, und sie tauchen normalerweise erst wieder auf, wenn man ihm ein wenig Geld zusteckt. Ein paar Kollegen von mir ist das auch schon passiert.«

»Wie link!«, rief Gret.

»Kann man sich nirgendwo darüber beschweren?«, fragte Sabine.

»Das kann man schon«, sagte die Frau mit dem pinkfarbenen Kopftuch. »Aber damit würde man nur seine Zeit verschwenden. Ich heiße übrigens Zainab.«

Wie sich herausstellte, hatte Zainab in Ägypten Germanistik studiert, nur um dann in Deutschland noch ein Ägyptologie-Studium dranzuhängen. Anja kam die Wahl der Studienfächer und Orte irgendwie verkehrt herum vor, aber mit der Retterin ihres Koffers würde sie darüber nicht diskutieren. Nun war Zainab zu einem kleinen Ort unterwegs, der von Theben aus ein Stück den Nil hinunter lag und in dem ihre Familie lebte.

»Was für ein Zufall!«, rief Marion. »Wir wollen nach Theben. Zum Tal der Könige.«

»Haben Sie schon eine Tour gebucht?«, fragte Zainab.

Marion schüttelte den Kopf und wirkte ein wenig besorgt. »Muss man das?«

»Nein«, sagte Zainab. »Aber es ist besser, man geht mit Führer hin, dann wird man nicht von den Leuten belästigt, die behaupten, sie könnten einem etwas über die Sehenswürdigkeiten erzählen.«

»Oh.« Marion nickte. »Danke.«

»Wenn Sie wollen, rufen Sie mich an«, sagte Zainab. »Ich zeige Ihnen gerne alles.«

Sie hinterließ ihre Nummer auf einem alten Kassenzettel, den Anja schnell aus ihrer Handtasche gekramt hatte.

Nachdem sie gegangen war, wandte sich Sabine an Gret. »Was sagst du jetzt, Margarete?«

»Leut ohne Tuch aufm Kopp könne genauso gut kofferstehlende Terroriste sein wie Leut mit«, fasste Gret zusammen. »Und Leut mit Tuch sind net immer Terroriste. Vor allem net, wenn's pink is.«

Anja und Hertha mussten lachen, während Sabine die Augen verdrehte.

»Ich komm nimmer mit«, sagte Gret, während sie in einem Hotel eincheckten, das Marion als »gemütlich« und Sabine als »nicht so modern, wie ich gehofft hatte« bezeichnete. »Wir wolle nach Thebe, aber jetzt sin wir in 'nem Ort namens Luxor?«

»Theben liegt am anderen Nilufer«, erklärte Marion. »Aber da gibt es nur Ruinen. Wir setzen morgen über und schauen uns alles an.«

Anja sagte wenig. Der Flug von Indien hatte vierzehn Stunden gedauert, und der Schreck mit dem verlorenen Koffer hatte ihr den Rest gegeben. Erst nachträglich war ihr eingefallen, dass sich darin auch ihre Chemotabletten befanden. Allein der Gedanke, sie hätte mitten in Ägypten einen Ersatz dafür besorgen müssen, ließ ihre Knie jetzt noch zittern. Die Knie und alles darüber und darunter taten auch wieder weh. Es war ein dumpfer Schmerz, der in den Knochen saß, nicht in den Muskeln. Sie würde bei ihrer Rückkehr mit Dr. Steiner darüber reden müssen. Eventuell kam das nicht nur vom langen Sitzen in ungemütlichen Flugzeugsitzen.

Der Gedanke machte ihr Angst, und sie schob ihn beiseite. Sie war in Ägypten. Sie hatte die Welt inzwischen einmal fast komplett umrundet, und das in weniger als achtzig Tagen. Darauf sollte sie sich konzentrieren. Zum Kranksein hatte sie Zeit, wenn sie wieder zu Hause war. Dann konnte sie im Krankenhaus sitzen, während neues Gift in ihre Adern gepumpt wurde, und von all den Dingen zehren, die sie auf der Reise erlebt hatte. Sie hatte den Grand Canyon erklommen (zumindest zum Teil), die Fairtrade-Töpfe erfunden (eventuell), und sie würde morgen das Tal der Könige sehen.

Erschöpft wankte sie in ihr Zimmer, durch eine Holztür, deren Verzierungen bestimmt »urig« waren, und fand sich vor einem Bett wieder, auf dem jemand aus einem Handtuch und ein paar Blütenblättern ein Kunstwerk geschaffen hatte. Irgendwie war es dem Künstler gelungen, das Handtuch zu einem Schwan zu formen, der majestätisch über die Bettdecke glitt. Anja gab ihren Plan, sich aufs Bett fallen zu lassen, auf, und suchte sich stattdessen einen Stuhl. Dann kramte sie in ihrem Gepäck, bis sie das Tablet fand, um mit Robert und Carolin zu skypen.

»Heute war eine Frau vom Sozialpsychiatrischen Dienst da«, berichtete Robert, nachdem sie einander versichert hatten, dass es ihnen gutging. »Behörden halt. Kommen dann, wenn man das Problem schon ohne ihre Hilfe gelöst hat.«

»Gelöst« war Ansichtssache. Wenn man Hertha glauben wollte, würde der derzeitige Frieden ja nur so lange halten, wie Heinz schmollte. Sobald er das aufgab, beschloss er vielleicht, dass es eine gute Idee war, wieder irgendwo stänkern zu gehen.

»Die Frau ist schrecklich!«, rief Carolin. »Heinz tut mir fast leid.«

Anja runzelte die Stirn. »Warum ist sie schrecklich?«

»Na ja«, sagte Robert. »Vielleicht hat Peter auch einfach zu sehr übertrieben, aber sie war ziemlich aufgeregt und meinte, ihre Kollegen hätten den Ernst der Lage total unterschätzt. Deshalb ist sie bei uns vorbeigekommen, um uns zu sagen, dass sie sich um die Sache kümmern wird und wir uns keine Sorgen mehr machen müssen. Es klang fast, als würde sie meinen, wir wären in Lebensgefahr.«

»Aber sie lassen ihn doch nicht irgendwo einweisen, oder?« Anja bekam ein schlechtes Gewissen. Wenn Heinz jetzt in einer Zwangsjacke abgeführt wurde, nur weil der perfekte Peter übertrieben hatte, war sicher auch niemandem geholfen. »Habt ihr der Frau gesagt, dass Hertha mit ihm gesprochen hat und dass es im Moment ganz gut aussieht?«

»Klar haben wir das«, sagte Carolin. »Aber sie meinte, er sei eindeutig hilfsbedürftig, und jemand müsse sich jetzt endlich um den armen Mann kümmern. So hat sie das ausgedrückt. ›Der arme Mann.‹«

»Eingewiesen wird er aber nirgendwo«, beeilte sich Robert hinzuzufügen. »Sie schaut nun wohl einfach öfter vorbei.«

Anja runzelte die Stirn. »Hatten die Leute vorher nicht gesagt, dass sie nichts machen können, außer so einen Hilfebrief zu schreiben, solange er nicht gemeingefährlich ist?«

Robert hob die Schultern. »Eigentlich schon.«

»Vielleicht hat Heinz ihren Mutterinstinkt geweckt«, vermutete Carolin.

»Oder Herr Kleist hat noch mal bei diesem Dienst angerufen nach der Schmiererei an seiner Hauswand«, sagte Robert. »Vielleicht machen die eher was, wenn jemand mit Geld da anruft.«

»Auf jeden Fall wird Heinz jetzt umsorgt.« Carolin grinste. »Das wollte er ja die ganze Zeit.«

Da hatte sie recht. Und vielleicht ließ sich das Problem Heinz so auch langfristig lösen und nicht nur bis zum Ende der Reise. So wie Hertha immer strahlte, wenn sie Mails von Riley bekam, würde Heinz sonst die Leute, die ihr Flausen in den Kopf gesetzt hatten, für eine eventuelle Scheidung verantwortlich machen.

»Ich schätze«, sagte Anja, »die Frau vom Sozialpsychiatrischen Dienst wird schon wissen, was sie tut.«

Da ihre Beine nach dem Gespräch immer noch weh taten, holte Anja die Packung Schmerztabletten aus ihrem Koffer, die Dr. Steiner ihr vor der Reise verschrieben hatte. Für den Fall, dass die Knochenmetastasen ihr Probleme bereiten sollten, hatte er gesagt. Sie starrte die Packung eine Weile an, dann stellte sie sie auf den Schreibtisch, ohne eine Tablette zu nehmen. Eine Nacht Schlaf würde sicher auch helfen. Eventuell hatte sie doch einfach zu lange gesessen. So schnell durften Knochenmetastasen ja gar nicht wachsen, während man jeden zweiten Tag Chemotabletten nahm, oder?

Als Hertha klopfte, um sich das Tablet auszuleihen, wanderte ihr Blick zuerst zu dem Schwan auf dem Bett. »Ich hab eine Blume«, sagte sie. »Der Schwan ist hübscher.«

Anja lächelte. »Ich weiß noch nicht, wo ich heute Nacht schlafen soll. Das Bett gehört eindeutig dem Schwan.«

»Vielleicht gibt er sich auch mit einem Stuhl zufrieden, wenn du ihn freundlich fragst«, schlug Hertha vor. Dann entdeckte sie die Packung Tabletten. »Tut was weh?«, fragte sie.

Anja winkte ab. »Es geht schon.«

Hertha nahm sie trotzdem in den Arm. »Falls es nicht mehr geht, können wir uns den Rollstuhl teilen. Oder Marion leiht auch noch einen für dich in der nächsten Apotheke. Dann können wir eine Rollstuhl-Gang gründen. Wie eine Motorrad-Gang, nur gefährlicher.«

Das brachte Anja zum Lachen. »Morgen geht es mir sicher schon wieder besser. Aber vielleicht komme ich darauf zurück.«

Am Morgen ging es Anja tatsächlich ein wenig besser, aber allein bei dem Gedanken, dass sie den ganzen Tag durch alte Ruinen laufen würde, taten ihre Füße schon wieder mehr weh. Also nahm sie neben ihrer Chemotablette auch das Schmerzmittel mit zum Frühstück. Irgendwann würde sie so einen Tablettensortierer brauchen, wie ihre Großmutter ihn immer gehabt hatte.

Die anderen saßen bereits an einem Tisch auf einer Dachterrasse mit Blick auf den Nil. Am anderen Ufer erhoben sich hinter einem schmalen Grünstreifen sandige Hügel vor dem blauen Himmel. Als Marion Anja entdeckte, deutete sie sofort auf die Aussicht.

»Sieh dir das an!«, rief sie strahlend.

»Es ist gut, Marion«, sagte Sabine. »Ich entschuldige mich dafür, dass ich gestern das Hotel kritisiert habe. Die Aussicht und die Dachterrasse sind wirklich toll.«

»Die Handtuchskulpturen auch«, sagte Hertha.

Anjas Schwan thronte inzwischen auf dem Schreibtisch. Nach dem Duschen hatte sie ein kleineres Handtuch zum Abtrocknen verwendet, das wahrscheinlich für die Hände gedacht war.

»Na ja«, sagte Sabine. »Die waren vielleicht ein bisschen kitschig.«

»Sag bloß, du hast deine kaputtgemacht«, nuschelte Gret mit vollem Mund. Vor ihr stand ein Teller mit etwas, das aussah wie eine Bohnensuppe, über die jemand ein Spiegelei gelegt und dann ein wenig Speck drauf gestreut hatte. Erstaunlicherweise roch es angenehm würzig.

»Natürlich«, sagte Sabine. »Womit hätte ich mich denn sonst abtrocknen sollen?«

»Na ja …« Marion zuckte ein wenig verlegen mit den Schultern. Hertha konzentrierte sich plötzlich ganz auf ein Stück Melone auf ihrem Teller. Offensichtlich war Anja nicht die Einzige, die lieber das kleinere Handtuch verwendet hatte.

»Was könnt ihr zum Essen empfehlen?«, fragte Anja, um das Thema zu wechseln.

»Es gibt Fladenbrot.« Marion zeigte auf ihren Teller, auf dem ein Stück lag. »Mit verschiedenen Belägen.«

»Und Obst«, verkündete Hertha.

»Das Müsli ist auch ganz in Ordnung«, sagte Sabine.

Gret hob ihren Löffel, auf dem einige Bohnen schwammen. »Ful mit Ei und Bastirma. Empfehlung von dem nette Madche, das den Kaffee bringt.«

»Sag nicht, du hast schon Arabisch gelernt«, sagte Anja erstaunt.

»Ach geh.« Gret lachte. »Die spreche hier Englisch.«

»Und zwar genau so mit Händen und Füßen wie Margarete«, fügte Sabine hinzu. »Die Verständigung klappt bestens.«

Marion hatte tatsächlich Zainab angerufen, und die hatte freudig eingewilligt, sie durch das Tal der Könige zu führen. Sie setzten also nach dem Frühstück über den Fluss und passierten zuerst einmal mehrere bewaffnete Checkpoints, die daran erinnerten, dass die politische Situation im Land nicht allzu stabil war.

»Do kommt man sich ja vor, als wär man wieder aufm Flughafe«, beschwerte sich Gret.

»Na ja«, sagte Sabine, »sie hatten hier erst so was wie eine Revolution, weißt du.«

»Aber es ist alles schon wieder sehr sicher, habe ich gelesen«, beeilte sich Marion zu sagen. »Und weil sich sonst keiner hertraut, ist es schön leer.« Es hatte wohl alles seine Vor- und Nachteile.

Bei einer kleinen Elektrobahn, die sie bis zu den Gräbern fahren würde, trafen sie schließlich ihre junge Führerin. Ihr heutiges Kopftuch war lila mit Weiß und fiel ihr lose über die Schultern. Anja beneidete sie nach kürzester Zeit um den luftigen Sonnenschutz. Sabine trug wieder ihren Strohhut, aber Anja blieb nichts anderes übrig, als unter ihrer Perücke zu schwitzen.

»Man kauft eine Eintrittskarte für drei Gräber«, erklärte Zainab, während sie mit einigen anderen Touristen in der Bahn saßen. »Das reicht auch. Danach ist man meistens schon ziemlich platt.«

Zainab hatte eine Tour vorbereitet. Zuerst besuchten sie das Grab eines gewissen Thutmosis IV., eines Pharaos, der in politischer Hinsicht offensichtlich nicht weiter wichtig gewesen war. Das bedeutete, dass sie sich die bunten Wandmalereien in seiner letzten Ruhestätte ganz entspannt ansehen konnten, weil sie dort die einzigen Touristen waren.

»Die meisten Leute wollen das Grab von Tutanchamun sehen«, erklärte Zainab, während sie erst eine steile, schmale Treppe und dann einen steilen, schmalen Gang hinunterstiegen. Hertha hatte ihren Rollstuhl vor dem Eingang zurücklassen müssen. »Aber seit sie die ganzen Goldschätze dort rausgeräumt haben, ist das ziemlich langweilig. Das hier ist viel besser.«

Der Gang endete vor einem Abgrund, über dem ein paar Planken als Steg lagen. Hier waren im Schein einer Taschenlampe, die Zainab mitgebracht hatte, die ersten Malereien zu sehen. Anja erkannte menschliche Gestalten mit verschiedenen Tierköpfen.

Marion machte große Augen. »Da fühlt man sich ein bisschen wie Indiana Jones, nicht wahr?«, flüsterte sie.

»Ich hoffe nur, hier gibt es keine Schlangen oder Skorpione oder so was.« Auch Anja sprach leise. Die Tatsache, dass sie sich in einem Grab befanden, schien das zu erfordern.

»Der Riley war auch schon mal in Ägypten«, schaltete Hertha sich ein. »Der sagt, um Skorpione und Schlangen muss man sich hier keine Sorgen machen.«

»Der Riley is Australier!«, rief Gret von ganz hinten. Offensichtlich hatte sie überhaupt keine Bedenken, was die Lautstärke betraf. »Dem glaub ich gar nix, was der über giftige Tiere sagt.«

»Da bin ich ausnahmsweise mit Margarete einer Meinung«, ließ sich Sabine von vorne vernehmen.

Aber auch Zainab beteuerte, dass man in altägyptischen Gräbern weder mit Schlangen noch mit Skorpionen und noch nicht mal mit irgendwelchen Fallen rechnen musste, die mit Hilfe uralter Mechanismen funktionierten.

»Weil se die alle inzwische entschärft han, was?«, fragte Gret.

Zainab lachte. »Nein, weil es nie welche gab. Die alten Ägypter haben einfach die Eingänge sehr gut versteckt und dann gehofft, dass niemand das Grab ausraubt. Hat nicht immer funktioniert.«

»Und was is mit Flüchte?«, wollte Gret wissen.

»Bisher habe ich noch keine herumlaufenden Mumien im Tal der Könige gesehen«, sagte ihre Führerin.

Dafür gab es in den folgenden Räumen eine Decke, die wie ein Sternenhimmel bemalt war, und viele Darstellungen von Leuten – manche schon wieder mit Tierkopf, die anderen Leuten Henkelkreuze an die Nase hielten.

»Sieht aus, als wollte sie dene das Gesicht pudere«, stellte Gret fest.

Zainab erklärte, dass es sich bei dem Henkelkreuz um ein Symbol für das Leben handelte. »Diese ganzen Götter hier geben dem König das Leben. Das wird an die Nase gehalten, weil Leben etwas mit Atmen zu tun hat, versteht ihr?«

Das klang logisch.

»Warum verteilen die so viel Leben an jemanden, der tot ist?«, fragte Hertha.

»Weil er im Jenseits weiterlebt«, erklärte Zainab. »Bei den alten Ägyptern war man nicht wirklich tot, solange es Leute gab, die einem Opfergaben brachten, die richtigen Formeln sagten und den Namen aussprachen.«

»Also solange es Leute gab, die sich an einen erinnerten?«, fragte Anja.

Zainab hob die Schultern. »Das kann man vielleicht so sagen.«

»Das ist ein netter Gedanke«, sagte Marion. »Also das mit dem Erinnern.«

Ausnahmsweise stimmte sogar Sabine zu.

Das letzte Grab, das sie besichtigten, gehörte auch wieder einem Thutmosis, diesmal aber dem dritten. Sie mussten eine steile Treppe zwischen hohen Felswänden hinabsteigen, bevor sie überhaupt zum Eingang kamen. Dann folgte wieder ein steil nach unten führender Gang mit noch mehr Stufen. Als sie endlich tief unter der Erde in einer weiteren Kammer mit Sternendecke standen, schwor sich Anja, für den ganzen Rest der Reise keine einzige Treppe mehr zu laufen. Irgendwann war es gut.

Die Wände zeigten nicht einfach den Verstorbenen mit irgendwelchen Göttern. Sie zeigten auf drei Ebenen ganze Horden seltsamer Gestalten, die in Barken fuhren, irgendwelche Dinge mit Schlangen taten oder auch einfach nur Stäbe und andere Gegenstände in den Händen hielten.

»Das sind Szenen aus dem Totenbuch«, erklärte Zainab.

»Es muss ewig gedauert haben, das zu malen!« Erst als ihre Worte ein wenig hallten, wurde Anja bewusst, dass sie sie laut ausgesprochen hatte.

Zainab lächelte. »Die meisten Pharaonen haben gleich

nach ihrer Krönung oder sogar noch davor angefangen, ihre Gräber zu bauen.«

Sabine schniefte. »Wie deprimierend.«

»Na ja«, wandte Hertha ein. »Das ist vielleicht gar nicht so verkehrt.«

»Also, ich tät mich erst mal freue wolle, dass ich König bin, bevor ich an mein Grab denke wollt«, sagte Gret.

Anja glaubte zu verstehen, was Hertha meinte. »Aber so vergisst man nicht, dass man nicht ewig Zeit hat. Dann plant man seine Weltreisen vielleicht rechtzeitig.«

Marion räusperte sich. »Ich glaube nicht, dass die Pharaonen Weltreisen gemacht haben.«

»Ich meine nur«, sagte Anja. »Wenn man von Anfang an gezwungen ist, darüber nachzudenken, dass man irgendwann stirbt, würde man die ganzen guten Dinge vielleicht nicht so lange vor sich herschieben, bis es einem schlechtgeht.«

»Und dann würde man vielleicht auch nicht so erschrecken, wenn einem die Ärzte sagen, dass man todkrank ist«, fügte Hertha hinzu.

Nun starrte Marion die Wandmalereien nachdenklich an. Sabine schnaubte leise, aber auch sie schwieg.

Gret kratzte sich am Blümchenkopftuch. »Ich tät sagen«, erklärte sie schließlich, »so ganz doof waren se net, die Ägypter. Aber so en Haufe Arbeit tät ich trotzdem niemandem mache wolle, wenn ich sterb.«

Sie verbrachten noch ein paar Tage in Luxor und besuchten den Hathor-Tempel in Dendera, einige Kilometer den Nil hinunter. Während sie zwischen riesigen Säulen hindurchgingen, deren Abschluss jeweils der Kopf der Göttin bildete, sagte Marion: »Ich habe nicht rausfinden können, warum Sieglinde unbedingt hierher wollte. Es gibt auch noch den Tempel in Karnak, der soll viel beeindruckender sein.«

Zainab unterbrach ihren Vortrag über die Baugeschichte des Gebäudes und drehte sich zu ihr um. »Hat eure Sieglinde zufällig an Außerirdische geglaubt?«

Anja runzelte die Stirn. Was war das für eine seltsame Frage? »Eigentlich nicht.«

»Sag net, hier gibt's eins von diese Sternetore wie ausm Fernsehen«, sagte Gret.

Sabine schnaubte. »Ich glaube, davon hätten wir gehört.«

»Nicht, wenn die Regierung das geheim gehalten hat«, merkte Hertha an.

Zainab lachte. »Nein, hier gibt es keine Sternentore. Aber ich zeige euch was.«

Sie führte die Gruppe durch ein paar schmale Seitengänge, bis sie schließlich vor einem Relief stehen blieb. »Hier.«

Neugierig schob sich Anja nach vorne – und blinzelte, als sie sah, was auf der Wand dargestellt war. Es sah aus, als würden sich mehrere Leute an zwei riesigen Glühbirnen zu schaffen machen, deren Glühdraht jeweils in Form einer Schlange dargestellt wurde.

»Die alten Ägypter hatten Glühbirnen?«, fragte Hertha verwundert.

Zainab grinste. »Das ist eine Theorie. Deshalb habe ich nach den Außerirdischen gefragt.«

»Weil die Theorie so geht, dass die Außerirdischen den Ägyptern die Glühbirnen gebracht haben?«, fragte Anja.

Zainab nickte. »Allerdings hat man nirgendwo Reste von Stromkraftwerken oder Batterien gefunden, geschweige denn von echten Glühbirnen. Deshalb lautet die wahrscheinlichere Theorie, dass es sich um eine religiöse Darstellung handelt.«

Das klang deutlich langweiliger als die Sache mit den Außerirdischen, aber wahrscheinlich genau deshalb auch deutlich glaubwürdiger.

»Auf jeden Fall wissen wir jetzt, warum Sieglinde ausgerechnet hierher wollte«, sagte Sabine.

»Ei jo«, sagte Gret. »An kleine grüne Männche hat se net geglaubt, aber Humor, den hatte se. Die Sach mit den Glühbirne fand se bestimmt ganz schön witzig.«

Als sie auf dem Rückweg an den Ständen einiger Händler vorbeikamen, kaufte Anja eine kleine in Resin gegossene Darstellung des Glühbirnen-Reliefs. Sie glaubte fast, Sieglinde lachen zu hören.

Schließlich verabschiedeten sie sich von Zainab und fuhren auf einem Schiff den Nil hinunter nach Kairo. Dieses Schiff war deutlich luxuriöser als das Boot, das sie in Australien zum Great Barrier Reef gebracht hatte. Anja verbrachte den Großteil der Zeit auf einem Liegestuhl an Deck. Der Schmerz in ihren Beinen war jetzt allgegenwärtig, aber erträglich, wenn sie sich nicht zu sehr anstrengte.

Zuletzt standen sie zwischen Scharen anderer Touristen vor den Pyramiden. Für eine Weile starrten sie die über der Wüste aufragenden Berge aus Sandstein einfach nur an.

»Do muss man aber alt werde, damit so was fertig wird, bevor man stirbt«, sagte Gret schließlich.

»Das war vielleicht der Trick bei der Sache«, vermutete Hertha. »Solange man was zu erledigen hat, muss man zwangsläufig noch ein bisschen am Leben bleiben.« Sie scharrte verlegen im Sand. »Ihr wisst schon, für den Lebenswillen und so.«

Anja musste an Sieglinde denken, die sich die Weltreise vorgenommen hatte und nicht länger hatte leben wollen, als sie die nicht mehr machen konnte. Plötzlich verspürte sie das dringende Bedürfnis, sich etwas vorzunehmen, was sie im schlimmsten Fall auch noch vom Krankenbett aus tun konnte. »Vielleicht«, sagte sie, »sollten wir ein Buch aus unserer Reise machen.«

Sabine schnaubte. »Wer würde so was denn lesen wollen?«

Anja hob die Schultern. »Wer weiß.«

Am nächsten Tag stiegen sie in ein Flugzeug und machten sich auf den Weg nach Hause.

Wieder daheim

Robert und Carolin holten sie vom Flughafen ab. Anja umarmte zuerst ihre Tochter und dann ihren Mann. Robert bestand darauf, ihren Koffer zu tragen. Immerhin tat er das nicht mehr mit dem *Blick*.

»Du siehst gut aus«, sagte Carolin. »Richtig urlaubsmäßig braun und so.«

Anja lächelte. »Ich muss mich noch von den anderen verabschieden.«

Sie umarmte zuerst Gret, dann nach kurzem Zögern auch Sabine und als Nächste Marion. »Wir sehen uns in einer Woche«, sagte die. »Wie immer im Gemeindehaus.«

Anja nickte und blieb vor Hertha stehen. Robert zufolge hatte Heinz der Schreckliche in letzter Zeit immer häufiger Besuch von der Frau vom Sozialpsychiatrischen Dienst bekommen. Es sah nicht so aus, als wären das rein berufliche Visiten, und Carolin hatte von Jenny erfahren, die das von Joschi hatte, der von seinem Vater gehört hatte, dass Heinz länger nicht mehr zu spät zur Arbeit gekommen war. Carolin hatte schon gewitzelt, dass sie ihn in »Heinz der Casanova« umbenennen sollten, weil er so ein erstaunliches Glück bei Frauen zu haben schien. Anja hatte deshalb den ganzen Rückflug darüber gebrütet, ob es okay wäre, Hertha ein Angebot zu machen, oder ob sie sich damit zu sehr in deren Privatangelegenheiten einmischte.

Hertha lächelte schüchtern, Anja räusperte sich. »Wir haben ein hübsches Gästezimmer. Falls du nicht unbedingt direkt nach Hause willst.«

Hertha errötete. »Oh … ähm … ich will niemandem zur Last fallen …«

»Wir haben auch eines«, sagte nun Marion.

»Zu mir kannste auch immer gerne komme«, schaltete Gret sich ein.

Sabine räusperte sich. »Bei mir ist auch Platz.«

Als der Rest der Gruppe sich erstaunt zu Sabine umdrehte, breitete sie die Arme aus. »Was? Wir haben sieben Zimmer. Und so schüchtern, wie Hertha ist, würden wir die meiste Zeit wahrscheinlich nicht mal bemerken, dass sie da ist.«

Nur Sabine schaffte es, gleichzeitig Hilfsbereitschaft zu signalisieren und einem einen kleinen Seitenhieb zu verpassen. Aber Hertha schien das gar nicht wahrzunehmen, sie schaute mit großen Augen vom einen zum anderen.

»Ich … ich glaube, ich gehe erst mal mit dem Heinz reden, und dann melde ich mich vielleicht noch mal, ja?« Sie starrte auf ihre Füße. »Ich müsste nur vielleicht bei irgendwem bis Unteröffelsheim mitfahren …«

»Nee«, scherzte Gret. »Also, das geht jo mal auf keinen Fall.«

Gleich am nächsten Tag stand Anja an der Ziellinie des Amselbach-Marathons und jubelte Robert zu, als er als Fünftletzter ins Ziel stolperte. Er strahlte vor Stolz, auch wenn er dabei wie ein gestrandeter Fisch nach Luft schnappte.

Sie gab ihm einen Kuss auf die verschwitzte Wange. »Jetzt stell dir vor, wie gut du gewesen wärst, wenn du weniger Pizza und frittierte Käsebällchen gegessen hättest.«

Sofort machte er eine entsetzte Miene. »Wir streichen die Käsebällchen doch nicht von der Speisekarte, oder?«

Anja grinste. »Wenn du magst, kannst du sie ja hin und wieder kochen.«

»Kochen ist okay«, sagte er. »Kochen kann ich gerne hin und wieder. Nur öfter als alle zwei Wochen Staub zu saugen finde ich übertrieben.«

Anja hatte tatsächlich kurz nach ihrer Ankunft Staub gesaugt. Sie hatte außerdem die Blumen gegossen und sich mühsam zurückgehalten, um die Wäsche auf dem Wäscheständer nicht noch mal weniger verkrumpelt aufzuhängen. Die Autorin von *Loslassen* wäre zumindest teilweise stolz auf sie gewesen.

»Um die Staubflusen in den Ecken kann ich mich ja weiterhin kümmern, wenn sie mich stören«, sagte sie.

Robert lächelte. »Dann haben wir einen Deal.«

Eine Woche später saß Anja wieder auf einer Picknickdecke auf der Lichtung im Wald. Der Baum, den sie zusammen mit Sieglinde gepflanzt hatten, stand inzwischen ganz gut ohne stützende Stöcke, auch wenn er immer noch ziemlich mickrig wirkte im Vergleich zu seinen Verwandten ringsum. Es war ein recht ernstes Picknick. Man sah noch die Spuren auf der Wiese, wo der Krankenwagen gehalten hatte, mit dem Sieglinde abtransportiert worden war.

»Gopal hat sich gemeldet«, sagte Sabine in die Stille hinein. »Es läuft alles recht gut. Naresh hat sich auch wieder erholt. Ihr wisst schon, der mit der verbrannten Hand.«

Das hob die Laune beträchtlich. Sie stießen alle mit Mineralwasser auf Sabines neuen Topfhenkel-Vertrag an.

»Der Heinz geht bald in Kur«, sagte Hertha dann. »Die Jutta hat ihn dazu überreden können.« Jutta war die Frau vom Sozialpsychiatrischen Dienst. Heinz war ihr großes Projekt geworden. Sehr zur Erleichterung ihrer Kollegen, wie Anja gehört hatte, da Jutta für ihren blinden Aktionismus bekannt war, der schon die eine oder andere Situation unnötig verkompliziert hatte. Je mehr Zeit sie mit ihrem Heinz-Projekt verbrachte, desto weniger Zeit hatte sie, anderswo Katastrophen zu verursachen. Ein Bekannter von Robert, der hin und wieder mit dem Sozialpsychiatrischen Dienst zu tun hatte, behauptete, Jutta würde sich des Öfteren komische Kerle aussuchen, die sie glaubte, zu ihrem Traummann erziehen zu können. Anscheinend war das so ihr Ding. Heinz schien ihre Aufmerksamkeit auf jeden Fall zu genießen, und es war ihm herzlich egal geworden, was Hertha tat. Hertha wiederum hatte sich postwendend mit ihrer Retterin aus der schwierigen Heinz-Situation angefreundet, was diese am Anfang wohl etwas irritiert hatte. Wahrscheinlich war Jutta das nicht von Frauen gewohnt, deren Männer sie sich unter den Nagel zu reißen versuchte.

»Und was machst du?«, fragte Marion.

Hertha errötete. »Ich habe eine nette Wohnung in Amselbach gefunden. Und der Riley kommt mich bald besuchen, hat er gesagt.«

»Sag ihm, dass er seine Kuschelspinne zu Hause lassen muss«, mischte Sabine sich ein.

Hertha lachte. Anja war inzwischen überzeugt, dass Hertha überhaupt nicht in der Lage war, sich von irgendetwas angegriffen zu fühlen. »Keine Sorge.«

»Ich han heut von Dr. Steiner gehört«, platzte Gret nun heraus. »Sie könne keine Krebszelle mehr finde. Ich bin fürs Erste mal geheilt.«

Das wurde mit allgemeinem Jubel aufgenommen. Noch einmal stießen sie mit Mineralwasser an, diesmal auf Grets Wohl.

Anja war ein bisschen neidisch. Ihr hatte der Arzt ein leichtes Schmerzmittel verschrieben wegen ihrer Beine, und demnächst würden sie ein neues Chemomedikament ausprobieren. Immerhin hatte er gesagt, die Auswahl sei groß, die Möglichkeiten würden ihnen so schnell nicht ausgehen, und er sehe noch viele gute Jahre für sie voraus. Wie ihre Chancen standen, eventuelle Enkelkinder kennenzulernen, wusste sie nicht. Aber sie war fest entschlossen, es sich egal sein zu lassen. Sie schloss die Augen und drehte das Gesicht zur Sonne, spürte die Wärme auf ihrer Haut. Sie würde einfach die ganzen guten Dinge nicht länger vor sich her schieben, und dann würde sie sehen, was geschah.

Schließlich standen sie alle auf und versammelten sich um Sieglindes Baum. Anja legte die Postkarte aus Frankreich, den Kasino-Chip aus Las Vegas, das Holz-Lama, das Plüsch-Wallaby, die zerdrückte indische Blumenkette und das Glühbirnen-Relief unter den Baum. Hertha und Sabine halfen ihr, alles hübsch zu drapieren. Nach einer Weile zog Marion einen Zettel aus ihrer Tasche und räusperte sich. Sie hatte bereits angekündigt, dass sie eine kleine Rede vorbereitet hatte.

»Liebe Sieglinde«, las sie vor. »Wir wünschten alle, du hättest diese Weltreise mit uns machen können. Aber wenn du sie selbst unternommen hättest, hätten wir nie die Gelegenheit gehabt zu erleben, was wir erlebt haben. Du warst im Leben immer für uns da, und noch im Tod hast du uns ein großes Geschenk gemacht. Wir sind zu deiner Weltreise aufgebrochen, aber von unserer Weltreise wiedergekommen. Du warst in unseren Herzen immer dabei, aber wir haben auch für uns viel mitgenommen. Wir …« Sie musste kurz unterbrechen, weil ihr die Tränen über die Wangen liefen. Auch Anja hatte einen Kloß in der Kehle und tastete nach ihren Taschentüchern. »Wir sind dir dankbar für alles, was du für uns getan hast, und wir werden dich nie vergessen.«

»Wir hoffen«, fügte Hertha hinzu, »das macht dich in irgendeinem Jenseits sehr glücklich.«

Allgemeines Schniefen und Schnäuzen erhob sich rundum. Anja wischte sich die Tränen aus den Augen.

Schließlich klatschte Marion in die Hände. »Ich glaube, jetzt wird es Zeit für Schokoladenkekse und einen lustigen Film.«

Selbsthilfegruppe, fand Anja, war einfach die falsche Bezeichnung. Man half sich nicht selbst, sondern gegenseitig. Und für echte Notfälle gab es immer Schokoladenkekse.

Danksagung

Ich danke meiner Mutter dafür, dass ich diesen Roman schreiben durfte und dass sie mir bei den ersten hundert Seiten noch mit ihren Erfahrungen und ihrem Rat zur Seite stehen konnte. Sie ist im Dezember 2015 an Brustkrebs gestorben und hat so viele Menschen hinterlassen, deren Leben sie mit ihrer positiven Einstellung und ihrem großen Herzen verändert hat. Ich habe versucht, in diesem Roman ihre positive Lebenseinstellung einzufangen, die in fünf Jahren voller Chemotherapien, trotz wunder Hände und Füße und anderen Beschwerden nur immer stärker geworden ist. Ich hoffe, dass sie auf diese Art noch ein paar mehr Menschen Mut machen kann.

Ich danke auch meiner Schwester und meinem Vater für ihre Unterstützung und dafür, dass sie verstanden haben, warum ich diesen Roman schreiben wollte.

Und ich danke den Frauen aus der Selbsthilfegruppe meiner Mutter, dass ich mit ihnen wandern und mir ihre Geschichten anhören durfte.

Eine Weltreise zu beschreiben ist ein recht rechercheintensives Unterfangen. Dabei konnte ich auf die Hilfe verschiedener Leute zurückgreifen. Claudia Roggendorf hat einen ausführlichen bebilderten Bericht ihrer Schnorcheltour am Great Barrier Reef für mich geschrieben. Maria Drees hat mich an ihren Erinnerungen an ihre Wanderung durch den Grand Canyon teilhaben lassen. Elke Weigel hat mir von ihren Erlebnissen in einem indischen Krankenhaus erzählt.

Außerdem haben Sandra und Andreas Mattes dafür gesorgt, dass Grets Dialekt richtig funktioniert. Und Melanie Metzenthin hat mir jede einzelne meiner medizinischen Fragen beantwortet.

Falls doch noch etwas falsch dargestellt sein sollte, ist das natürlich meine Schuld und nicht die meiner gewissenhaften Helfer.

Ich danke meinen Testlesern Melanie Metzenthin, Andrea Vonhoff, Anette Lasar, Maria Drees, Claudia Hornung, Stephanie Bottlinger und René Ulmer (der sich den Großteil des Romans vorlesen lassen musste).

Ihr seid allesamt großartig!

Auch sehr großartig sind die Leute im Textarbeitsforum, die mich immer wieder motiviert haben, wenn ich mal einen Durchhänger hatte. Außerdem mein Agent, Uwe Neumahr, der aus meiner Sicht auf der Frankfurter Buchmesse 2015 so eine Art kleines Wunder vollbracht hat.

Und zuletzt danke ich Claudia Winkler vom Ullstein Verlag für ihren Einsatz ebenso wie meiner Lektorin Wiebke Bolliger.

Åsa Hellberg

Sommer-freundinnen

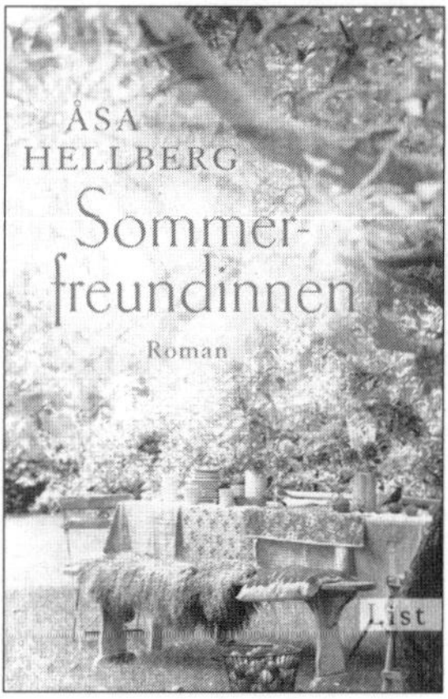

Roman.
Aus dem Schwedischen von
Sarah Houtermans.
Taschenbuch.
Auch als E-Book erhältlich.
www.list-taschenbuch.de

Es ist nie zu spät fürs Leben

Mehr als dreißig Jahre lang waren die vier beste Freundinnen. Dann stirbt Sonja ganz überraschend. Ein letztes Mal verblüfft sie ihre Freundinnen Susanne, Maggan und Rebecka: Mit dem Wunsch »Ich will, dass ihr glücklich werdet« schickt sie die drei auf eine abenteuerliche Reise zu ihren ganz privaten Orten des Glücks. Zunächst zögern die drei. Sollen sie ihr bequemes Leben wirklich so einfach für einen mutigen Neuanfang hinter sich lassen? Doch Sonja hat nichts dem Zufall überlassen und zeigt den Freundinnen, wie viel das Leben an Freundschaft, Glück und Liebe noch zu bieten hat.

»Eine warmherzige Geschichte, die mitten ins Herz trifft.«
LitteraturMagazinet

List